Mein Buch über den Diabetes mellitus

Für intensivierte Insulinbehandlung

Von Viktor Jörgens und Monika Grüßer

Liebe Leserin, lieber Leser,

Grundsatz unserer Arbeitsgruppe war es von Beginn an, Betroffene als Partner anzusehen. Dies bedeutet, den Patienten über den wissenschaftlichen Stand der Forschung aktuell, kritisch und verständlich zu informieren und letztlich selbst entscheiden zu lassen.

Als wir begannen, uns mit Diabetes zu beschäftigen, wurden in Deutschland die meisten Menschen mit Diabetes (Zuckerkrankheit) noch mit einem starren Regime behandelt: sie erhielten einen rigiden Diätplan mit festen Essenszeiten und sollte regelmäßig zu bestimmten Zeiten Sport treiben. Die Insulindosis wurde in der Klinik festgelegt und durfte nicht verändert werden. Glücklicherweise hat sich dies erheblich geändert. Heute sollte mit Beginn der Insulinbehandlung ein strukturiertes Behandlungs- und Schulungsprogramm durchgeführt werden. Wie in einem Führerscheinkurs lernen so die Betroffenen, die Insulinbehandlung selbständig durchzuführen.

In diesem Buch werden alle für Sie wichtigen Gesichtspunkte Ihrer Zuckerkrankheit angesprochen. Die intensivierte Insulinbehandlung ermöglicht Ihnen eine nahezu uneingeschränkte, normale Ernährung, einen flexiblen Tagesablauf und damit mehr Unabhängigkeit und Lebensqualität. Unser Wunsch ist, daß der Diabetes Ihr Leben möglichst wenig beeinträchtigt.

Dr. med. Viktor Jörgens und Dr. med. Monika Grüßer

info@patientenschulungsprogramme.de

Inhaltsverzeichnis

Allgemeines über Diabetes

Der Begriff Diabetes mellitus kommt aus dem Griechischen und bedeutet vermehrte Ausscheidung von zuckerhaltigem Urin. Diabetes mellitus ist eine Störung des Zuckerstoffwechsels. Jeder Mensch hat Zucker im Blut. Ohne Behandlung kann bei Diabetes der Blutzucker nicht im normalen Bereich gehalten werden.

Bei hohen Blutzuckerwerten treten Beschwerden durch den Diabetes auf: vermehrtes Harnlassen, viel Durst, Kraftlosigkeit, Abgeschlagenheit, schlechte Wundheilung, Infektionen. Bei einer guten Stoffwechseleinstellung (nahezu normalen Blutzuckerwerten) bestehen solche Beschwerden nicht. Je länger der Blutzucker zu hoch bleibt, desto eher kann es zu Folgeschäden durch den Diabetes kommen. Diese lassen sich durch eine gute Behandlung verhindern.

Um den Diabetes auf Dauer erfolgreich zu behandeln, müssen Sie einen Teil der Behandlung selbst übernehmen. So ist es zum Beispiel sehr wichtig, daß Sie durch Selbstkontrolle des Blutzuckers feststellen, wie gut Ihre Stoffwechseleinstellung ist. Um den Diabetes auf Dauer erfolgreich zu behandeln, müssen Sie einen Teil der Behandlung selbst übernehmen. So ist es zum Beispiel sehr wichtig, daß Sie durch Selbstkontrolle des Blutzuckers feststellen, wie gut Ihre Stoffwechseleinstellung ist.

Ebenfalls von Bedeutung ist, daß Sie lernen, das von Ihnen gewünschte Essen so abzuschätzen, daß Sie wissen, wieviel Insulin Sie dafür benötigen.

Der Zuckerstoffwechsel

Im Bild rechts sehen Sie den Magen-Darm-Kanal. Stärke, zum Beispiel Brot, wird im Darm zu einzelnen Traubenzuckerbausteinen (hier dargestellt als weiße Würfel) abgebaut. Traubenzucker wird auch Glukose genannt. Die Glukose gelangt aus dem Darm zur Leber.

In der Leber wird Glukose in Form von Glykogen (weißer Würfelberg) gespeichert. Wenn es notwendig ist, gibt die Leber Glukose an das Blut ab.

Mit dem Blut gelangt die Glukose zu den Körperzellen. Die Zellen benötigen Glukose als Energielieferant, um die normalen Stoffwechselvorgänge ablaufen zu lassen. Aus eigener Kraft kann die Glukose aber in Muskel- und Fettzellen nicht hinein.

Insulin ist der Schlüssel, der diese Zellen aufschließt, damit Glukose hineingelangen kann. Insulin ist ein Hormon. Es wird in den Inselzellen der Bauchspeicheldrüse (dem Pankreas) gebildet.

Zellen brauchen Zucker

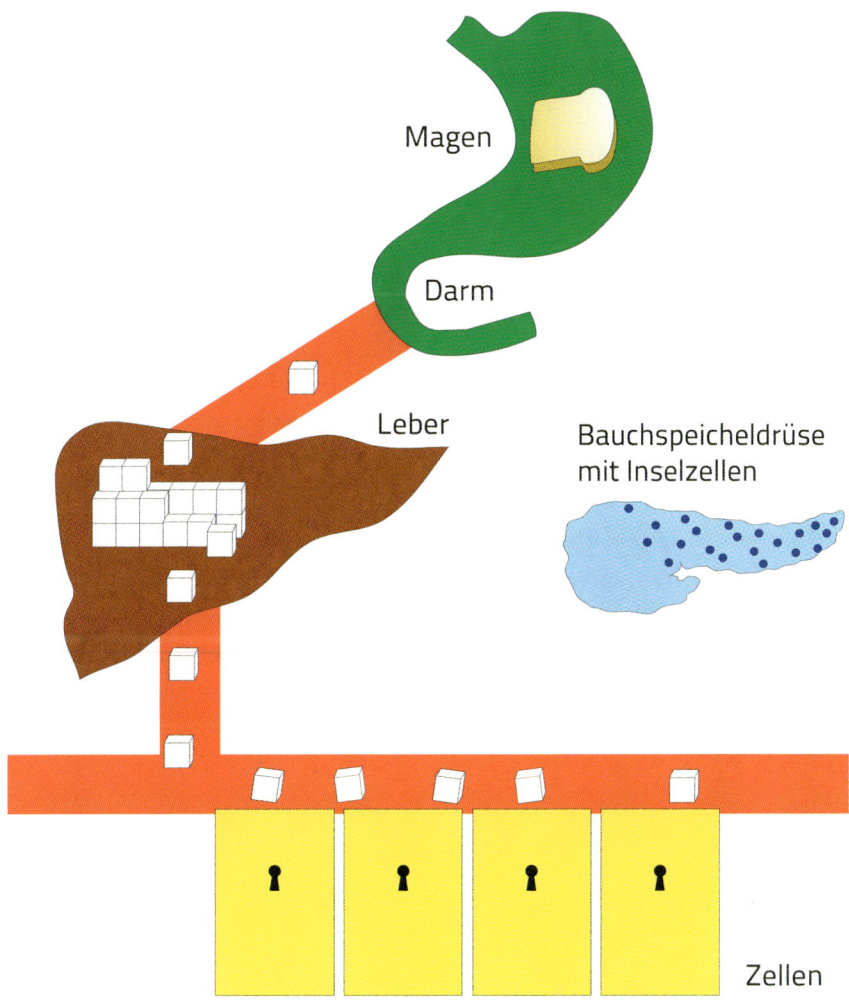

Magen

Darm

Leber

Bauchspeicheldrüse
mit Inselzellen

Zellen

Insulin senkt den Blutzucker

In den **Inselzellen** der Bauchspeicheldrüse wird das Insulin (in der Abbildung als **Schlüssel** dargestellt) gebildet. Insulin sorgt dafür, daß der Blutzuckerspiegel normal bleibt. Die Inselzellen der Bauchspeicheldrüse messen beim Nichtdiabetiker den Blutzuckerspiegel (rechts als **Zeiger** mit Fragezeichen dargestellt). Wenn der Blutzucker ansteigt, geben die Inselzellen Insulin ab.

Insulin bewirkt in der **Leber**, daß die Glukose in Form von Glykogen (weißer Würfelberg) gespeichert wird.

Zusätzlich sorgt das Insulin auch dafür, daß weniger Glukose aus dem Glykogenvorrat der **Leber** ins **Blut** gelangt.

Außerdem wirkt das Insulin an den Muskel- und Fettzellen: Es ermöglicht, daß Glukose aus dem **Blut** in diese **Zellen** gelangt.

Auch für den Eiweißstoffwechsel ist Insulin notwendig. Ohne Insulin wird Eiweiß (und damit auch Muskulatur) vermehrt abgebaut. Wenn viel zuwenig Insulin vorhanden ist, wird auch verstärkt Fettgewebe abgebaut. Insulin ist folglich dafür verantwortlich, daß Zucker-, Eiweiß- und Fettstoffwechsel funktionieren. Der Körper hat deshalb Tag und Nacht eine kleine Menge Insulin im Blut.

Insulin senkt den Blutzucker

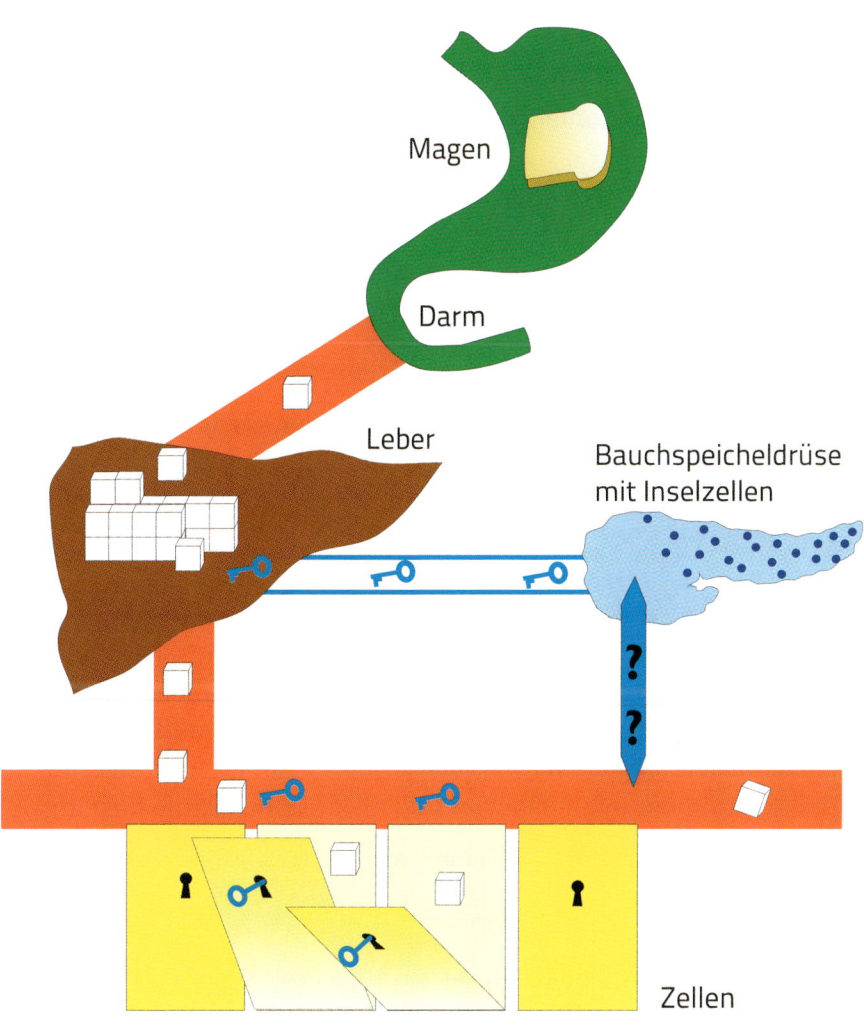

Magen

Darm

Leber

Bauchspeicheldrüse
mit Inselzellen

Zellen

11

Insulinmangel

Bei Ihrer Form des Diabetes bilden die Inselzellen der Bauch-speicheldrüse kein Insulin mehr. Deshalb sind in der Abbildung rechts die Schlüssel, die das Insulin darstellen, nicht mehr zu sehen. Die Inselzellen sind zerstört, deshalb sind rechts in der Bauchspeicheldrüse keine dunkelblauen Punkte vorhanden. Weil Insulin fehlt, funktioniert der Zuckerstoffwechsel nicht mehr:

Die **Leber** gibt viel mehr Glukose ins **Blut** ab, denn es ist kein Insulin mehr da, das dies verhindern könnte. Der Blutzuckerspiegel steigt erheblich an. In der **Leber** werden die Zuckerreserven abgebaut; in der Abbildung rechts ist der Berg aus Zuckerwürfeln schon fast verschwunden.

Auch an **Muskel-** und **Fettzellen** fehlt Insulin, um die Zellen für Glukose aufzuschließen. Im Blut ist zwar sehr viel Glukose, aber sie kann nicht in diese **Zellen** hinein, obwohl sie dort dringend gebraucht wird.

Wenn kein Insulin vorhanden ist, wird auch Fett aus den Fettzellen und Eiweiß aus den Muskelzellen abgebaut. Man verliert Gewicht und fühlt sich müde und kraftlos. Bei hohem Blutzucker wird Glukose über den Urin ausgeschieden. Man muß viel Wasser lassen und hat deshalb sehr großen Durst. Nur durch eine Behandlung mit Insulin lassen sich all diese Probleme beseitigen.

Insulinmangel

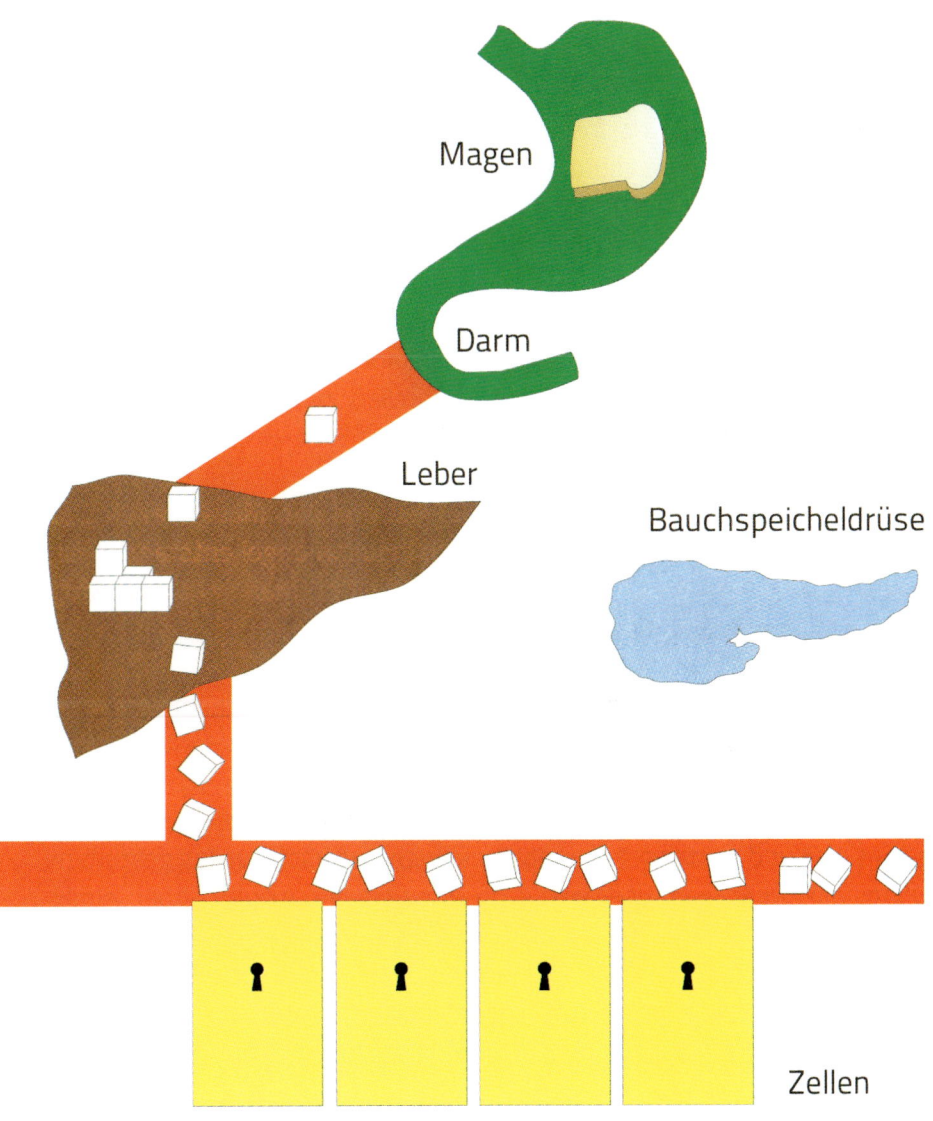

Magen

Darm

Leber

Bauchspeicheldrüse

Zellen

Insulinbehandlung hilft

Die Behandlung mit Insulin kann das fehlende körpereigene Insulin ersetzen. Zucker-, Eiweiß- und Fettstoffwechsel funktionieren wieder und der Blutzuckerspiegel kann wieder vom Insulin gesteuert werden:

Dank des gespritzten Insulins kann die Leber einen Glukosevorrat aufbauen (in der Abbildung rechts ist in der Leber wieder ein Berg aus Zuckerwürfeln entstanden). Aus der Leber strömt nicht mehr ungehindert Glukose ins Blut, denn das Insulin kann dies steuern.

An Muskel- und Fettzellen sehen Sie in der Abbildung rechts Schlüssel, die das Insulin darstellen. Dort kann das Insulin die Zellen öffnen, um vermehrt Glukose in die Zellen zu lassen, die dort benötigt wird.

Auch der übermäßige Abbau von Eiweiß aus den Muskelzellen und von Fett aus den Fettzellen, der durch Insulinmangel entstanden ist, wird durch das gespritzte Insulin aufgehalten. Man wird so kräftig und leistungsfähig wie früher.

Ihr gespritztes Insulin ist dem Insulin beim Nichtdiabetiker völlig gleich; an allen Wirkungsorten ersetzt es das Ihnen fehlende Insulin. Vergleichen Sie das Bild rechts mit der vorletzten Seite, die eine Darstellung des Stoffwechsels eines Nichtdiabetikers zeigt: An der Leber, im Blut und an den Zellen gibt es keinen Unterschied; das gespritzte Insulin wirkt genauso wie das körpereigene Insulin. Aber einen Unterschied gibt es noch: Das gespritzte Insulin hat keinen automatischen Fühler, der den Blutzuckerspiegel mißt. Glücklicherweise können Sie heute den Blutzucker selbst messen, um den Blutzuckerfühler zu ersetzen und die richtige Menge Insulin zu spritzen.

Insulinbehandlung

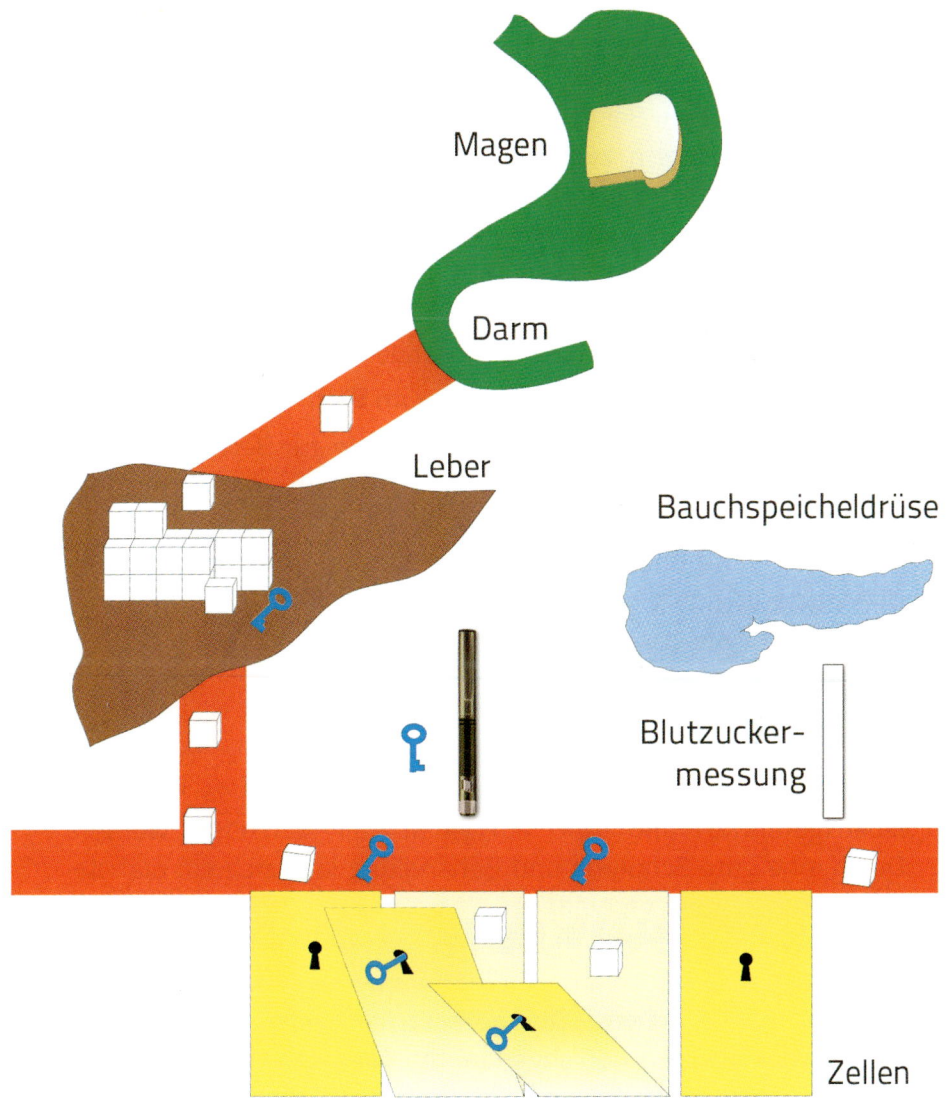

Magen

Darm

Leber

Bauchspeicheldrüse

Blutzucker-
messung

Zellen

Blutzuckerwerte

Jeder Mensch hat Zucker im Blut. Blutzuckerwerte können in

mg % = Milligramm Prozent,
mg/dl = Milligramm pro Deziliter oder
mmol/l = Millimol pro Liter

angegeben werden. Bei Nichtdiabetikern liegt der Blutzucker normalerweise nüchtern zwischen 60 und 110 mg % (3,3 und 6,1 mmol/l), nach dem Essen kann der Blutzucker bis 140 mg % (7,8 mmol/l) ansteigen. Blutzuckerwerte unter dem normalen Bereich bezeichnet man als Unterzuckerung oder Hypoglykämie:

Hypo -glyk -ämie
zu wenig - Zucker - im Blut.

Sehr tief abfallende Blutzuckerwerte können zur Bewußtlosigkeit führen (dem sogenannten diabetischen Schock).

Blutzuckerwerte über dem normalen Bereich bezeichnet man als Überzuckerung oder Hyperglykämie:

Hyper -glyk -ämie
zu viel - Zucker - im Blut.

Sehr hoch ansteigende Blutzuckerwerte können zur Bewußtlosigkeit (diabetisches Koma) führen. Ein diabetisches Koma ist lebensgefährlich und muß auf jeden Fall verhindert werden. Durch eine gute Schulung und Behandlung läßt sich ein diabetisches Koma immer verhindern.

Im Schaubild rechts sehen Sie die Grenzwerte in den oben angegebenen Maßeinheiten. Die gezackte schwarze Linie rechts umfaßt den Bereich der sogenannten Nierenschwelle. Näheres erfahren Sie im Kapitel über die Stoffwechsel-Selbstkontrolle.

Blutzuckerwerte

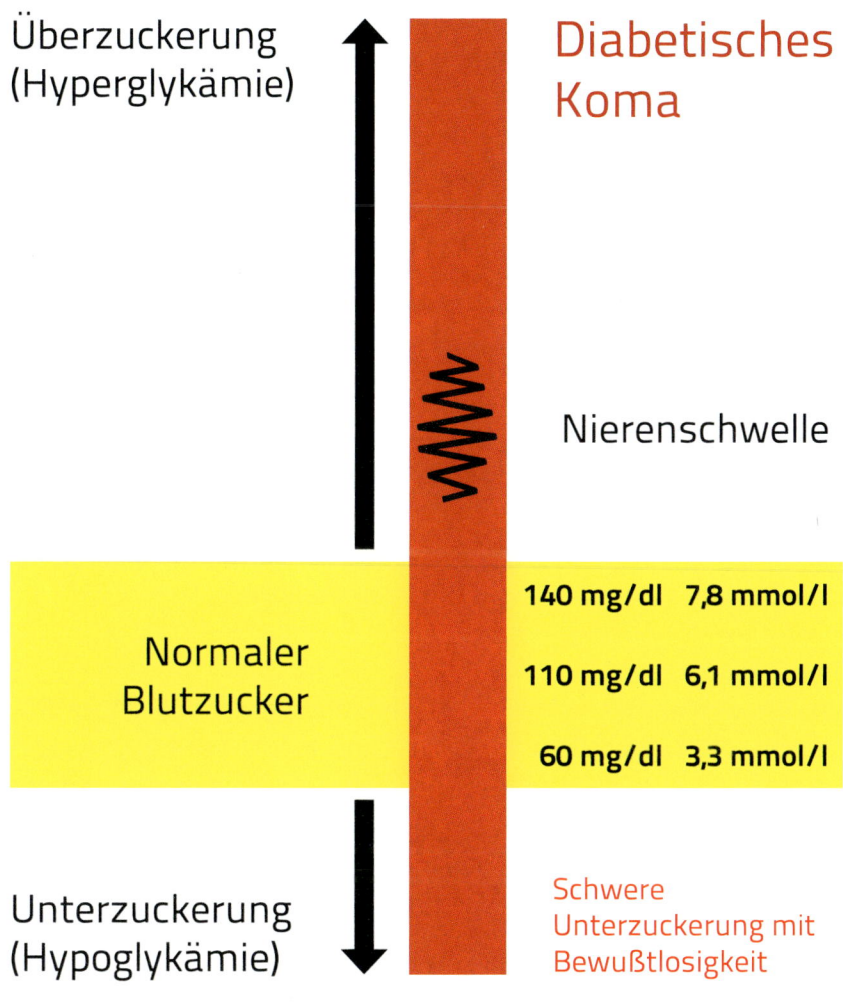

Überzuckerung
(Hyperglykämie)

Diabetisches
Koma

Nierenschwelle

Normaler
Blutzucker

140 mg/dl   7,8 mmol/l

110 mg/dl   6,1 mmol/l

60 mg/dl   3,3 mmol/l

Unterzuckerung
(Hypoglykämie)

Schwere
Unterzuckerung mit
Bewußtlosigkeit

Formen des Diabetes

Typ-1-Diabetes

Das Erkrankungsalter liegt bei dieser Form des Diabetes meist unter 40 Jahren. Die Inselzellen der Bauchspeicheldrüse bilden viel zuwenig oder gar kein Insulin. In Deutschland schätzt man die Zahl der Typ-1-Diabetiker auf 300.000. Bei Typ-1-Diabetes greift die körpereigene Abwehr, die normalerweise zum Beispiel Bakterien bekämpft, die Inselzellen an und vernichtet sie. Diabetes macht sich erst dann bemerkbar, wenn kaum noch arbeitende Inselzellen vorhanden sind; der eigentliche Krankheitsprozeß hat jedoch schon längere Zeit vorher begonnen. Die Ursache dafür ist immer noch unbekannt. Häufig bleibt zu Beginn des Typ-1-Diabetes über längere Zeit noch ein Rest Insulinbildung erhalten; dies ist besonders dann der Fall, wenn der Diabetes von Beginn an gut eingestellt wird. Man hat versucht, diesen Zerstörungsprozeß der Inselzellen mit Medikamenten aufzuhalten, die die körpereigene Abwehr hemmen. Diese Medikamente hatten aber leider so erhebliche Nebenwirkungen, daß man derartige Versuche zunächst wieder aufgeben mußte. Es ist durchaus vorstellbar, daß man eines Tages das Auftreten des Typ-1-Diabetes verhindern kann. Zur Zeit fehlen aber noch verläßliche Meßmethoden zur Früherkennung und nebenwirkungsfreie Medikamente, die lebenslang den Diabetes verhindern könnten.

Typ-2-Diabetes

An Typ-2-Diabetes erkranken meist übergewichtige ältere Patienten, die lange allein mit Diät ohne Insulinbehandlung auskommen. Typ-2-Diabetes kommt aber auch bei jüngeren Patienten mit Übergewicht vor. Die Inselzellen bilden zunächst noch Insulin. Später kann eine Behandlung mit Medikamenten oder Insulin nötig werden. Rund vier Millionen Patienten haben derzeit in Deutschland Typ-2-Diabetes, der nicht mit Insulin behandelt wird, dazu kommt noch etwa eine Million, die Insulin spritzt.

Diabetes mellitus

	Typ 1	Typ 2
Erkrankungsalter	meist unter 40 Jahre	meist über 40 Jahre
Gewicht	meist schlank	meist übergewichtig
Ursachen	Zerstörung der insulinbildenden Zellen	erbliche Veranlagung, Insulinbildung vermindert, schlechtere Insulinwirkung
Faktoren, die das Auftreten begünstigen	Viren Vererbung	Übergewicht, zu wenig Bewegung
Behandlung	Insulin	Abnehmen, körperliche Bewegung, Medikamente, Insulin

Entdeckung des Insulins

Bereits 1889 zeigte der deutsche Forscher Oskar Minkowski, daß es durch Ausschaltung der Bauchspeicheldrüse bei Hunden zum Diabetes kommt. Paul Langerhans aus Berlin hatte schon 1869 in seiner Doktorarbeit die später nach ihm benannten Inselzellen der Bauchspeicheldrüse beschrieben. Man vermutete schon bald, daß die Inselzellen etwas herstellen, das den Blutzucker senkt; aber viele Versuche den Diabetes mit Bauchspeicheldrüsen-Extrakten zu behandeln, schlugen zunächst fehl. Der deutsche Arzt Prof. G. Zülzer hatte schon 1911 ein Patent für die Herstellung seines Präparats, es senkte den Blutzucker, zeigte aber Nebenwirkungen mit Krämpfen. Vielleicht handelte es sich dabei um Unterzuckerungen, die er nicht erkannte. Wegen des 1. Weltkrieges mußte er seine Versuche aufgeben.

So kam es, daß die bis heute bedeutendste Entdeckung der Diabetesforschung in Toronto, Canada, erfolgte. Dort arbeitete der bekannte schottische Diabetesforscher Prof. J. J. R. Macleod. Zu ihm kam ein junger Arzt, Dr. F. G. Banting. Er war begeistert von der Idee, aus Bauchspeicheldrüsen ein Mittel gegen Diabetes zu gewinnen. Macleod stellte ihm ein kleines Labor und den Studenten C. Best zur Verfügung. Im Sommer 1921 machten die beiden Tierversuche, die sehr ermutigend ausfielen. Macleod erkannte sofort die Bedeutung ihrer Arbeit und sorgte mit dem Biochemiker Collip für einen „Profi", der die Methodik der Herstellung verbesserte. So konnte schon am 23. Januar 1922 der erste Diabetiker eine Insulininjektion bekommen. Er hieß Leonard Thompson. Morgens lag sein Blutzucker bei 520 mg/dl (28,9 mmol/l). Nach Insulininjektion sank er auf 120 mg/dl (6,7 mmol/l). Seither hat Insulin Millionen von Diabetikern das Leben gerettet. Für die Entdeckung des Insulins wurde der Nobelpreis für Medizin verliehen; die Forscher verzichteten auf persönliche Einkünfte, um das lebensrettende Mittel möglichst bald verfügbar zu machen.

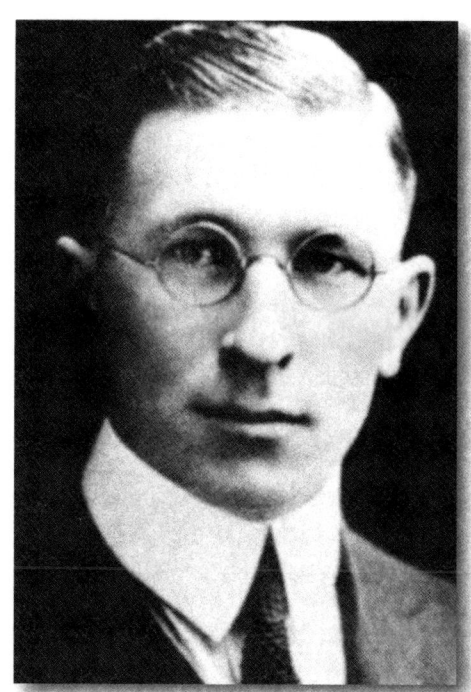

Frederick Grant Banting
(1891 – 1941)

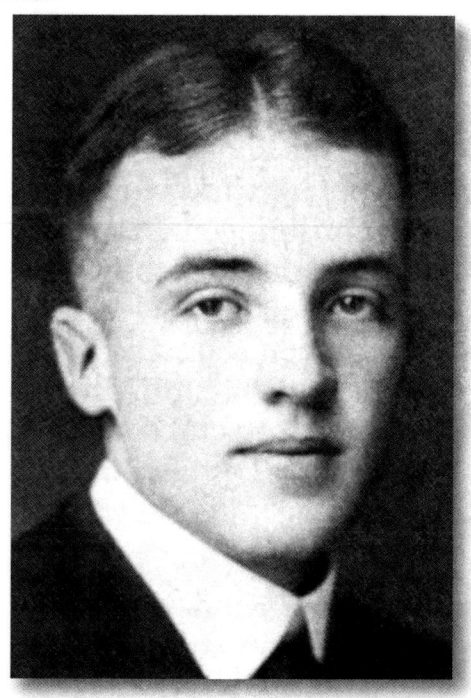

Charles Herbert Best
(1899 – 1978)

Die Irrwege der Diät

Der erste mit Insulin behandelte Diabetiker, Leonard Thompson, sollte auch unter Insulin weiter die eigenartige Diät einhalten, die vor der Entdeckung des Insulins üblich war: sehr wenig Kohlenhydrate und viel Fett. Es hat Jahrzehnte gedauert, bis diese unsinnigen Diätvorschriften verschwanden. Genauso schlimm für das tägliche Leben der Diabetiker war später die Behandlung allein mit Verzögerungsinsulinen. Die Diabetiker bekamen einen sehr strikten Diätplan mit vielen Zwischenmahlzeiten und sollten mit Uhr und Diätwaage leben. Solche Behandlungsvorschriften hielten sich in manchen Kliniken sehr lange, obwohl Pioniere der modernen Insulinbehandlung schon in den dreißiger Jahren genau erkannten, wie Insulin am besten einzusetzen ist.

Der Kinderarzt Prof. Dr. Karl Stolte empfahl in Breslau schon seit 1934, Diabetiker sollten dreimal am Tag vor dem Essen den Urin auf Zucker untersuchen und entsprechend der gewünschten Menge an Kohlenhydraten und den selbstgemessenen Urinzuckerwerten vor dem Essen Normalinsulin spritzen. Weil er geschulten Kindern auch Süßigkeiten erlaubte, wurde er fünfzig Jahre lang angefeindet: Man erkannte nicht, daß seine Behandlungsmethode der seiner Zeitgenossen um Jahrzehnte voraus war.

Zwei wichtige Entdeckungen haben später die heutige Behandlung erst möglich gemacht: die Einführung der Methoden zur Selbstmessung des Blutzuckerspiegels und die Entwicklung strukturierter Schulungskurse für Diabetiker (erstmals in Europa in Genf durch Prof. Dr. J. Ph. Assal). Nun wurde es möglich, Diabetikern ihre Behandlung nach entsprechender Schulung weitestgehend selbst zu überlassen; eine Entwicklung, die nicht ohne Widerstände ablief, weil die Ärzte sich erst daran gewöhnen mußten, Patienten als Partner zu sehen.

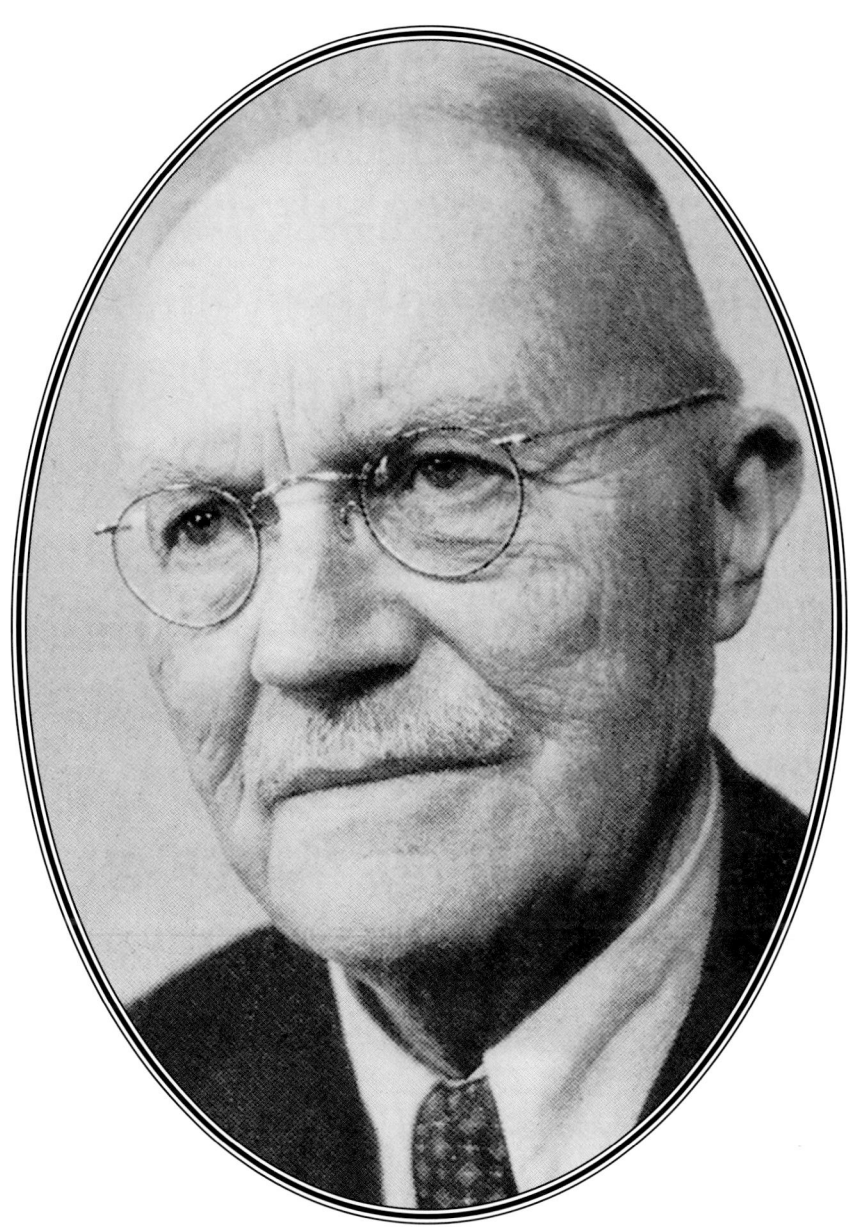

Prof. Dr. Karl Stolte (1881–1951), der Pionier der modernen
Insulinbehandlung in Deutschland

Insulinzubereitungen

Früher wurde Insulin aus Bauchspeicheldrüsen von Schweinen oder Rindern gewonnen. Heute wird Insulin hergestellt, das wie das menschliche Insulin zusammengesetzt ist (=Humaninsulin). Dies geschieht durch chemische Umwandlung von Schweineinsulin oder indem man Bakterien oder Hefen gentechnisch Insulin herstellen läßt. Es gibt verschiedene Sorten von Insulin:

Normalinsulin

Wenn man Normalinsulin unter die Haut spritzt, gelangt es schnell ins Blut, und der Blutzuckerspiegel wird rasch gesenkt. Die Hauptwirkung tritt nach ein bis zwei Stunden ein. Durchschnittliche Mengen von Normalinsulin wirken ungefähr vier Stunden lang. Die Wirkungsdauer ist dosisabhängig, das heißt, wenn Sie größere Mengen Insulin spritzen, wirken diese länger. Rechts sehen Sie eine Aufstellung handelsüblicher Human-Normalinsuline.

NPH-Verzögerungsinsulin

Die Wirkung von NPH-Verzögerungsinsulin beginnt knapp zwei Stunden nach dem Spritzen und hält rund zwölf Stunden an. Das an den Verzögerungsstoff gebundene Insulin befindet sich im Bodensatz des Fläschchens. Deshalb müssen diese Insuline vor dem Aufziehen unbedingt durchmischt werden (die Flüssigkeit muß gleichmäßig trüb aussehen). NPH bedeutet: Neutral Protamin Hagedorn. Prof. Dr. Hans Christian Hagedorn entwickelte in Dänemark Methoden zur Verzögerung der Insulinwirkung. NPH-Insuline können mit Normalinsulin in einer Spritze gemischt werden, ohne daß die rasche Wirkung des Normalinsulins dabei aufgehoben wird. Handelsübliche NPH-Verzögerungsinsuline sind rechts aufgeführt. Es gibt eine große Zahl von bereits fertig gemischten Humaninsulin-Präparaten mit verschiedenen Anteilen von Normal- und NPH-Verzögerungsinsulin. Diese Mischungen sind nur für die Behandlung des Typ-2-Diabetes im höheren Alter sinnvoll.

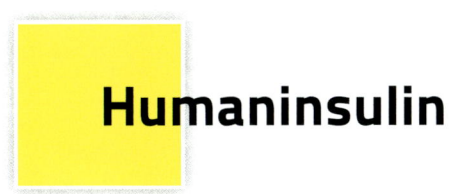

Humaninsulin

Insulin im Blut

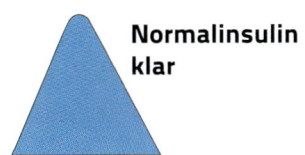

**Normalinsulin
klar**

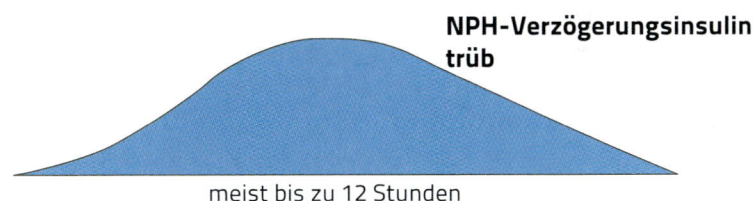

**NPH-Verzögerungsinsulin
trüb**

meist bis zu 12 Stunden

Normalinsulin, klar	**NPH-Verzögerungsinsulin, trüb**
Actrapid®	Protaphane®
Berlinsulin H Normal®	Berlinsulin H Basal®
Huminsulin Normal®	Huminsulin Basal (NPH)®
Insuman Rapid®	Insuman Basal®

Insulin-Analoga

Insulin besteht aus 51 Eiweißbausteinen, die man Aminosäuren nennt. Bei Schweineinsulin ist eine Aminosäure anders als bei Humaninsulin, bei Rinderinsulin drei. Diese Unterschiede ändern an der Wirkung des Insulins nichts. Erfindet man aber Insuline mit Zusammensetzungen, die es in der Natur nicht gibt, kann die Wirkung deutlich verändert werden.

Die Gentechnik macht es heute möglich, „Insulin" in beliebig veränderter Zusammensetzung herzustellen. Diese Präparate nennt man Insulin-Analoga. Man versucht dabei, den Wirkungsablauf des Insulins zu verändern.

Rasch wirkende Insulin-Analoga wirken noch rascher als menschliches Normalinsulin. Langwirkende Insulin-Analoga wirken länger als das bisher übliche NPH Verzögerungsinsulin.

Warum hat man diese Analoga entwickelt? Unter die Haut gespritztes Humaninsulin wirkt nicht so schnell und länger als das normalerweise von der Bauchspeicheldrüse freigesetzte Insulin. Deshalb machte es Sinn, nach schneller wirkenden Insulin-Analoga zu suchen.

Die langwirkenden Analoga des Insulins könnten bei dem Problem helfen, daß NPH-Verzögerungsinsulin manchmal nicht lang genug bis zum frühen Morgen wirkt, auch wenn es spät abends gespritzt wird. Auch könnte ein gleichmäßiger Wirkungsablauf der Verzögerung von Vorteil sein.

Kurzwirkende Analoga

Wesentliche Unterschiede im Wirkungsablauf bestehen zwischen kurzwirkenden Insulin-Analoga nicht. In vielen Studien wurde untersucht, wie sich rasch wirkende Insulin-Analoga auf den Blutzucker auswirken. In einigen Studien war die Einstellung des Stoffwechsels etwas besser, in anderen bestand kein Unterschied zwischen der Behandlung mit Normalinsulin und rasch wirkenden Insulin-Analoga.

Die Auswertung von 42 großen Studien (Cochrane Review, http://www.ncbi.nlm.nih.gov/pubmed/17443605) hat gezeigt, daß durch rasch wirkende Analoga nur eine erstaunlich geringe Verbesserung der Einstellungsqualität erfolgt.

Es gibt viele Gründe dafür, warum Untersuchungen unterschiedliche Ergebnisse zeigten: In vielen Studien mußten die Patienten mit Normalinsulin immer eine halbe Stunde vor dem Essen Normalinsulin spritzen; die mit dem Insulin-Analogon durften sofort essen. In anderen Studien spritzen die Patienten nur einmal pro Tag abends Verzögerungsinsulin, was wir ohnehin bei intensivierter Insulintherapie nicht empfehlen. Wir empfehlen auch bei der Behandlung mit Normalinsulin keinen längeren Abstand zwischen Injektion und Essen als 15 Minuten.

Bei ballaststoffreicher Kost kann ein rasch wirkendes Insulin-Analogon zu schnell und zu kurz wirken, weil der Blutzuckerspiegel durch diese Kost nur langsam ansteigt.

Wenn eine Mahlzeit lange dauert, wie zum Beispiel ein Essen mit mehreren Gängen, kann ein Insulin-Analogon nicht die ganze Mahlzeit „abdecken".

Langwirkende Analoga

Bei Lantus® (Sanofi-Aventis) sind drei Eiweißbausteine gegenüber dem menschlichen Insulin verändert. Dadurch bildet sich ein kompaktes Kristall, das nach dem Spritzen unter die Haut viel langsamer Lantus® ins Blut abgibt, als dies bei Human-NPH-Insulin der Fall ist. Im Gegensatz zu humanem NPH-Insulin liegt Lantus® in einer sauren Lösung vor, ob dies der Grund dafür ist, daß beim Spritzen von Lantus® etwas häufiger Schmerzen verspürt werden, ist unklar. Wichtig ist, daß Lantus® nicht mit Human-Insulinen oder Analoga gemischt werden darf, da diese Insuline in neutraler Lösung vorliegen. Die blutzuckersenkende Wirkung von Lantus® beginnt sehr langsam und hält ungefähr 24 Stunden an. Es kann vorkommen, daß nach Beginn der Behandlung die Dosis vermindert werden muß, weil sich die Wirkung „überlappt".

Bei Levemir® (Novo Nordisk) handelt es sich um ein Humaninsulin, an dem an einen Eiweißbaustein eine fettsäureartige Substanz gebunden ist. Dadurch bindet es an Eiweiß und wird nur langsam freigesetzt. Es wirkt kürzer als Lantus® und muß bei völligem Insulinmangel zweimal am Tag gespritzt werden.

Einige Studien haben eine geringe Verbesserung der Einstellungsqualität unter Analoga gezeigt. Beide langwirkenden Analoga wurden im Vergleich zu NPH-Insulin untersucht. Wurde zwei- bis dreimal täglich NPH-Insulin als Basalinsulin gegeben, war die Besserung der Stoffwechseleinstellung durch Analoga nicht sehr bedeutend.

Manche Patienten profitierten aber insbesondere durch bessere Blutzuckerwerte in der Nacht und am frühen Morgen. In einigen Studien traten bei manchen Patienten bei langwirkenden Analoga etwas weniger Unterzuckerungen auf.

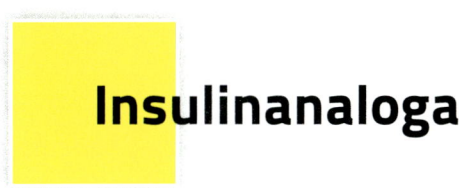

Insulinanaloga

Insulin im Blut

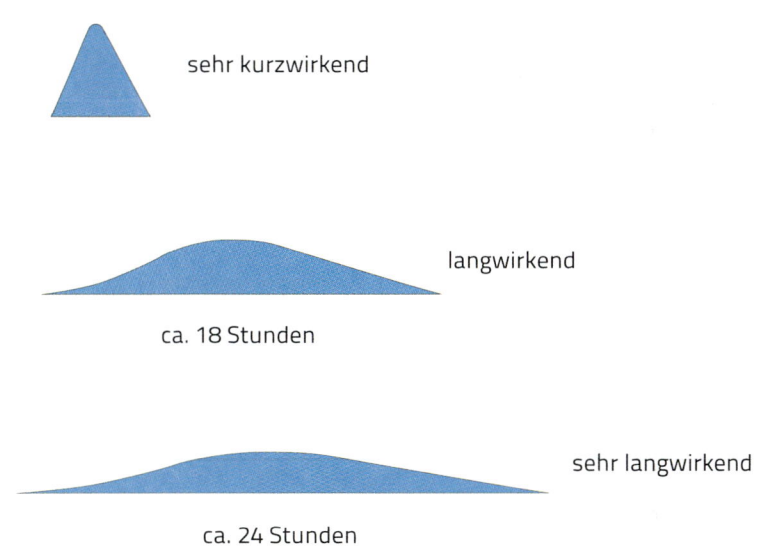

sehr kurzwirkend

langwirkend

ca. 18 Stunden

sehr langwirkend

ca. 24 Stunden

sehr kurzwirkend

Apidra®
Humalog®
Liprolog®
NovoRapid®

lang- bis sehr langwirkend

Levemir® meist zweimal täglich

Lantus® ein- bis zweimal täglich

Mögliche Nebenwirkungen

Bei Typ-1-Diabetes fehlt Humaninsulin. Es zu ersetzen, bedeutet nicht eine Behandlung mit einem künstlichen Medikament, sondern den Ersatz eines fehlenden körpereigenen Hormons. Verändert man die Eiweißzusammensetzung des Insulins, können theoretisch Nebenwirkungen auftreten. Insulin senkt nicht nur den Blutzuckerspiegel, es greift auch an vielen anderen Stellen in den Stoffwechsel ein.

Von einigen gentechnisch veränderten Insulinen ist bekannt, daß sie bei Tieren vermehrt bösartige Erkrankungen auslösen können. Diese Analoga werden beim Menschen nicht angewendet. Insulinanaloga wirken sehr unterschiedlich an der Wirkungsstelle einer körpereigenen Substanz, die das menschliche Wachstum steuert (IGF-1 = insulinähnlicher Wachstumsfaktor). Dieser Faktor spielt möglicherweise bei Krebserkrankungen eine Rolle.

Seit vielen Jahren werden Insulin-Analoga weltweit sehr häufig eingesetzt. alle bisherigen Beobachtungen sprechen gegen ein vermehrtes Auftreten oder eine schnellere Entwicklung bösartiger Erkrankungen.

Diskutieren Sie mit Ihrem Arzt die möglichen Vorteile und Risiken der unterschiedlichen Analoga, um sich zu dieser Behandlung entscheiden.

Nicht mehr Insulin spritzen?

Es ist gelungen, Insulin so aufzubereiten, daß es auch über die Mundschleimhaut oder die Lunge aufgenommen werden kann. Mehrere Firmen testen zur Zeit solche Insulinpräparate. In Studien wurden Patienten mit Typ-1-Diabetes bereits über längere Zeit mit diesen Präparaten behandelt. Eingeatmetes Insulin wirkt deutlich rascher als unter die Haut gespritztes Normalinsulin. Verzögerungsinsulin muß auch bei dieser Behandlung weiter gespritzt werden. Um das Insulin als „Spray" zu verabreichen, ist ein entsprechend großes Gerät notwendig.

Bei Verwendung von inhaliertem Insulin ist eine deutlich größere Dosis nötig. Man braucht sechs- bis siebenmal mehr als beim Spritzen von Insulin. Deshalb ist inhalierbares Insulin deutlich teurer als Normalinsulin. Auch ist noch nicht abschließend untersucht, ob das Einatmen dieser Präparate Langzeitfolgen auf die Lunge haben könnte. Die Genauigkeit, mit der eingeatmetes Insulin dosiert werden kann und besondere Probleme, wie die verstärkte Wirkung dieses Insulins bei Rauchern und bei körperlicher Anstrengung sowie das Verhalten der Insulinwirkung bei Erkrankungen der Lunge, bedürfen weiterer Untersuchungen.

Wird Insulin eingeatmet, entstehen deutlich mehr Antikörper gegen Insulin als beim Spritzen, welche Folgen dies haben kann, ist unklar. Nach der Behandlung kam es zu häufigerem Auftreten von Lungenkrebs. Die Produktion eines Insulins zum Einatmen wurde bald nach der Einführung wieder eingestellt, zwei weitere Firmen haben die Entwicklung eines Insulins zum Einatmen gestoppt.

Es ist kaum zu erwarten, daß durch inhalierbare Insuline die Einstellung des Blutzuckers verbessert wird. Das häufige Spritzen von Normalinsulin ist mit den modernen Injektionsgeräten fast schmerzfrei, so daß für Sie kein großer Vorteil zu erwarten ist.

Insulin beim Nichtdiabetiker

Im Bild rechts stellt die obere Kurve den Blutzuckerverlauf beim Nichtdiabetiker dar. Durch die Mahlzeiten (dargestellt durch die Gedecke) steigt der Blutzucker an. Die Inselzellen der Bauchspeicheldrüse messen beim Nichtdiabetiker den Blutzucker und bemerken den Anstieg.

Die untere Kurve stellt den Insulinspiegel im Blut beim Nichtdiabetiker dar. Wenn der Blutzucker ansteigt, geben die Inselzellen der Bauchspeicheldrüse vermehrt Insulin ins Blut ab.

Der Blutzucker bei einem Nichtdiabetiker wird damit in einem sehr engen Bereich gehalten (die obere Kurve weist nur geringe Schwankungen auf).

In der unteren Abbildung sehen Sie, daß die Inselzellen ständig eine kleine Menge Insulin abgeben, die sogenannte basale Insulinausschüttung. Sie ist wichtig, auch um den Eiweiß- und Fettstoffwechsel zu regeln.

Bei körperlicher Bewegung (dargestellt durch das Fahrrad) wird die basale Insulinausschüttung erheblich verringert. Dies ist möglich, weil durch die körperliche Bewegung Glukose ohne Insulin in die Muskelzellen gelangen kann. Würde bei körperlicher Bewegung die basale Insulinausschüttung nicht vermindert, käme es zu einer Unterzuckerung (im Kapitel über die körperliche Bewegung gehen wir darauf noch ausführlicher ein).

Blutzucker und Insulinfreisetzung

Blutzucker

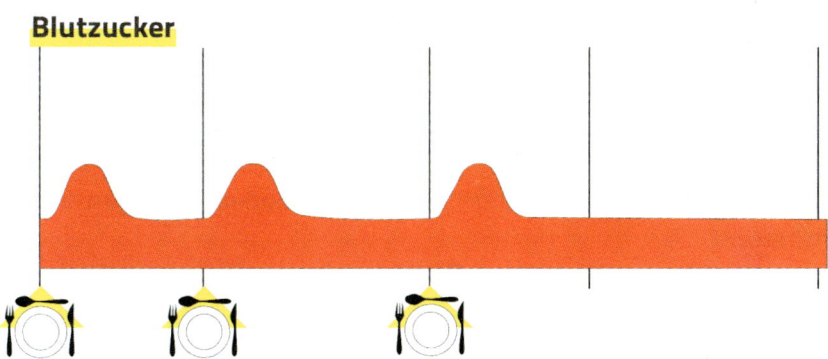

Insulin im Blut

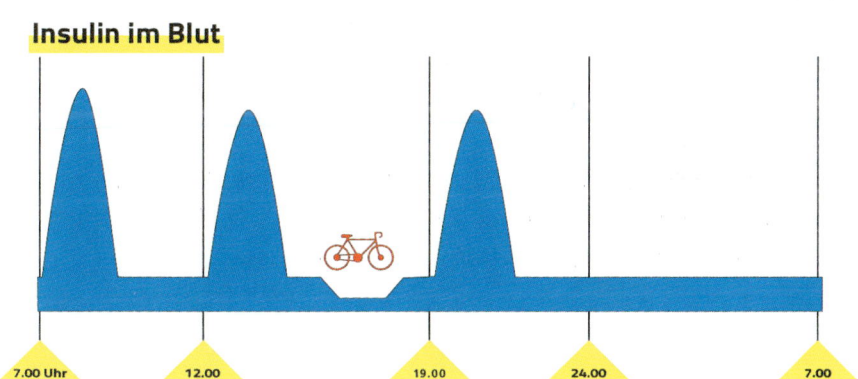

7.00 Uhr   12.00   19.00   24.00   7.00

Behandlungsstrategien

Es gibt verschiedene Strategien, Insulin zu spritzen, die sich im Laufe der Jahre in Deutschland sehr verändert haben. Früher war es üblich, Patienten überwiegend mit Kombinationsinsulin zu behandeln, so daß sie den ganzen Tag lang diesem Insulin sozusagen hinterheressen mußten. Diese sogenannte konventionelle Insulinbehandlung sehen Sie rechts in der oberen Kurve dargestellt. Nachteil dieser Behandlungsstrategie ist, daß eine strikte Einhaltung von Essenszeiten und bestimmter Mahlzeitengrößen unverzichtbar ist. Heutzutage behandeln sich meist ältere Typ-2-Diabetiker, die Insulin spritzen, mit dieser **konventionellen Insulintherapie**.

Patienten mit Typ-1-Diabetes oder insulinbehandeltem Typ-2-Diabetes, die mehr Freiheit in der Ernährung möchten, entscheiden sich heute für die **intensivierte Insulintherapie** (mittlere Kurve). Es ist (in den allermeisten Fällen) nicht mehr notwendig, pünktlich eingehaltene Zwischenmahlzeiten zu essen; Sie können die Zeitpunkte der Mahlzeiten weitgehend selbst bestimmen und auch die Zusammensetzung der Mahlzeit wählen. Auf der Grundlage der selbstgemessenen Blutzuckerwerte stimmen Sie die Insulinbehandlung auf Ihren Lebensstil ab.

Die untere Kurve stellt zum Vergleich die Insulinausschüttung beim Nichtdiabetiker dar. Sie erkennen deutlich, daß die intensivierte Insulintherapie dieser am ähnlichsten ist.

Behandlungsstrategien

Insulin im Blut

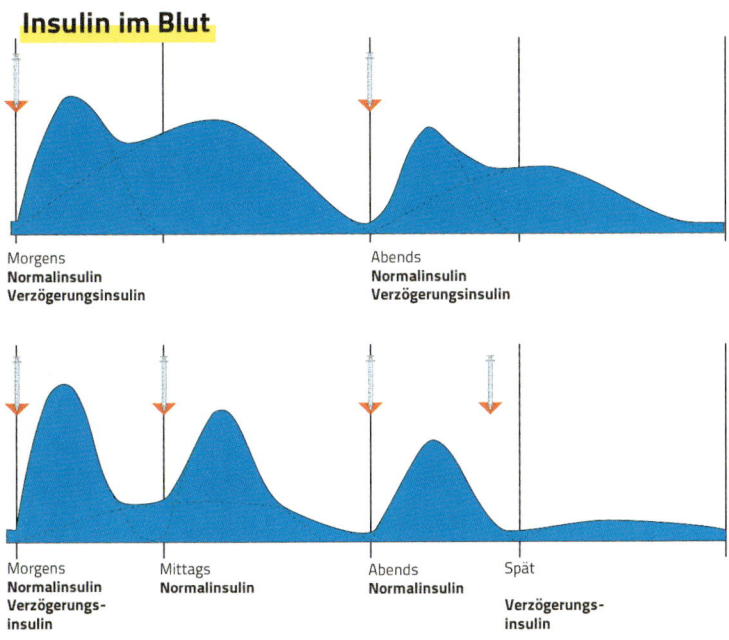

Morgens
Normalinsulin
Verzögerungsinsulin

Abends
Normalinsulin
Verzögerungsinsulin

Morgens
Normalinsulin
Verzögerungs-
insulin

Mittags
Normalinsulin

Abends
Normalinsulin

Spät

Verzögerungs-
insulin

Insulin im Blut beim Nicht-Diabetiker

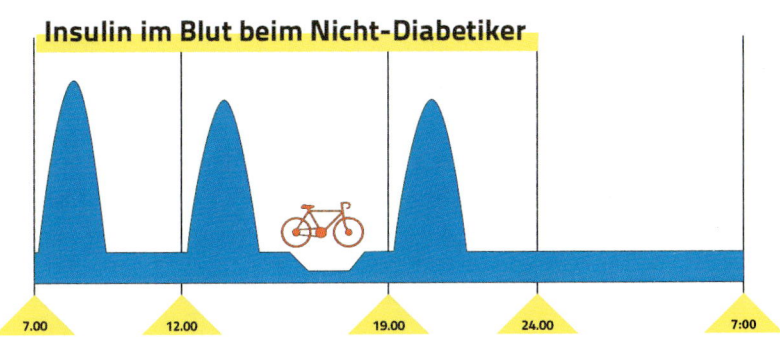

7.00   12.00   19.00   24.00   7:00

Insulinzubereitungen

Insulin steht in unterschiedlichen Konzentrationen zur Verfügung. In Deutschland enthalten die meisten Insuline in Fläschchen 100 Einheiten pro Milliliter (U 100) oder 40 Einheiten pro Milliliter (U 40). In den meisten Ländern gibt es nur U 100-Insulin.

Wenn Sie Insulin aus Pen-Ampullen benutzen, so enthält dieses immer U 100-Insulin. Insulinspritzen gibt es bei uns sowohl für U-100- als auch für U-40-Insulin.

Achten Sie deshalb darauf, wenn Sie Insulin mit der Spritze aufziehen, daß es sich um die richtige Spritze für die jeweilige Insulinkonzentration handelt.

Die heute von verschiedenen Herstellern als Normalinsulin oder als NPH-Insulin angebotenen Humaninsulin-Präparate sind in ihrer Wirkung vollkommen identisch, so daß Sie im Notfall auf das entsprechende Insulin anderer Firmen ausweichen können; den Blutzucker kontrollieren Sie ohnehin.

Insulin ist nur begrenzt haltbar. Auf jedem Insulinfläschchen ist das Verfallsdatum vermerkt. Lagern Sie Ihren Insulinvorrat im Kühlschrank bei zwei bis acht Grad Celsius, denn Insulin soll nicht einfrieren. Die Fläschchen, die Sie gerade benutzen, sollten Sie mit sich führen. Auf Reisen gehört das Insulin ins Handgepäck.

Moderne Insulinspritzen haben eine aufgeschweißte Kanüle. Auf den Spritzen ist die Skala genau ablesbar. Die meisten Patienten spritzen heute mit Insulininjektionsgeräten (Insulin-Pens).

Insulin spritzen

Insulin sollte in das Fettgewebe unter der Haut gespritzt werden. Die Desinfektion der Haut, zum Beispiel mit Alkohol, vor dem Insulinspritzen ist unnötig.

Die Einstichstelle müssen Sie regelmäßig wechseln, weil es ansonsten zu Verhärtungen der Haut kommen kann. Benutzen Sie nur gesunde Hautstellen (nicht zum Beispiel Narben). Die meisten Patienten spritzen ihr Insulin in den Bauch und in den Oberschenkel.

Von verschiedenen Körperstellen kommt Insulin unterschiedlich schnell ins Blut, so zum Beispiel vom Bauch schneller als vom Oberschenkel. Deshalb sollte man nicht planlos das Insulin in verschiedene Körpergegenden spritzen. Eine Möglichkeit wäre, Normalinsulin vor dem Essen in den Bauch und das Verzögerungsinsulin in den Oberschenkel zu spritzen.

Normalerweise sollten Sie kurz vor der Mahlzeit spritzen (bis zirka 15 Minuten vorher). Ein längerer Spritz-Eß-Abstand könnte bei niedrigen Blutzuckerwerten vor der Injektion zu einer Unterzuckerung führen. Im Restaurant spritzen Sie das Normalinsulin erst, wenn Ihr Gericht serviert ist.

Wenn an den Stellen, in die Sie Insulin spritzen, Veränderungen der Haut (zum Beispiel Rötungen) auftreten, zeigen Sie dies Ihrem Arzt. Es kann sich um allergische Reaktionen handeln, die aber bei den modernen Humaninsulinen äußerst selten auftreten.

Wenn Sie nur wenig Fettgewebe haben, heben Sie mit Daumen und Zeigefinger eine Hautfalte ab. Damit vermeiden Sie, das Insulin in den Muskel zu spritzen. Falls Sie viel Fettgewebe haben, brauchen Sie keine Hautfalte abzuheben, sondern ziehen die Haut straff.

Insulininjektionsgeräte

Anstelle der Spritze kann man auch ein Insulininjektionsgerät, einen Insulin-Pen, benutzen. Diese Geräte sehen aus wie Füllfederhalter, daher der englische Name Pen. Anstelle der Feder haben sie aufschraubbare Insulinkanülen und anstatt der Tintenfüllung eine Insulinpatrone). Die Insulin-Pens spritzen auf Knopfdruck Insulin unter die Haut. Manche Pens können mit Insulinpatronen von verschiedenen Firmen benutzt werden, andere sind Einwegmaterialien, sogenannte Fertigspritzen. Zu den Pens gehören die jeweiligen Insulinkanülen. Es ist ganz besonders wichtig, daß Sie die Handhabung dieser Geräte genau erlernen, um zu vermeiden, daß aus Versehen falsche Insulinmengen gespritzt werden. Falls Sie NPH-Verzögerungsinsulin benutzen: Der Pen mit diesem Insulin muß 20mal geschwenkt werden, damit das Insulin ausreichend durchmischt ist, bevor Sie die Dosis einstellen und spritzen.

Insulinbedarf

Beim Nichtdiabetiker werden in 24 Stunden ca. 48 Einheiten Insulin ins Blut abgegeben, davon etwa die Hälfte, um den Blutzuckeranstieg durch Mahlzeiten abzufangen. Sie messen Ihren Blutzuckerspiegel vor dem Essen, schätzen ab, inwieweit Ihre Mahlzeit den Blutzucker ansteigen läßt und spritzen vor dem Essen Normalinsulin, um den Blutzuckeranstieg abzufangen.Typ-1-Diabetiker brauchen ungefähr eine halbe bis eine Einheit Insulin pro Kilogramm Körpergewicht am Tag (im Mittel 0,7). Das bedeutet, die mittlere Dosis Insulin liegt bei gut eingestellten normalgewichtigen Typ-1-Diabetikern bei zirka 45 Einheiten Insulin pro Tag. Von diesen Einheiten entfällt ungefähr die Hälfte auf die Injektionen des NPH-Verzögerungsinsulins und die andere Hälfte auf die Injektionen des Normalinsulins vor den Mahlzeiten.

Blutzucker-Selbstkontrolle

Ziel der Diabetesbehandlung ist es, normalen Blutzuckerwerten möglichst nahe zu kommen. Nur wenn Sie täglich Ihre Stoffwechselwerte selbst kontrollieren, können Sie dies erreichen. Drei bis vier Messungen am Tag, jeweils vor den Hauptmahlzeiten und vor dem Schlafengehen, reichen gewöhnlich aus.

Blutzuckermeßgeräte arbeiten mit unterschiedlichen Meßtechniken: Biosensoren oder Photometer (Messung der Intensität von Farben). Sie weisen auch verschiedene Meßbereiche auf: von 10 bis 500 mg/dl (0,5 bis 27,7 mmol/l) bis zu 20 bis 600 mg/dl (1,1 bis 33,3 mmol/l). Einige Geräte lassen sich von mmol/l auf mg/dl umstellen. Die Meßzeit kann zwölf bis zu 120 Sekunden betragen. Bis zu zehn oder bis zu 1000 Blutzuckerwerte können in den verschiedenen Geräten gespeichert werden. Manche Geräte speichern auch Datum und Uhrzeit des Blutzuckerwertes und lassen eine Auswertung mittels Computer zu. Die Batterien versorgen die Geräte für 500 bis zirka 1000 Messungen mit Energie.

Die Umgebungstemperatur, bei der die Geräte korrekt arbeiten, schwankt zwischen zehn bis 40 Grad oder 18 bis 32 Grad. Die relative Luftfeuchtigkeit kann entweder fünf bis 90 oder 20 bis 80 Prozent betragen. Auch hierauf sollten Sie achten, wenn Sie beispielsweise im (Ski- oder Bade-) Urlaub damit Blutzucker messen wollen.

Falls Sie ein Blutzucker-Meßgerät verwenden, sollten Sie die fachgerechte Benutzung bei Ihrem Arzt erlernen. Er sollte das Gerät regelmäßig überprüfen.

Die Nierenschwelle

Rechts im oberen Bild sehen Sie eine Niere dargestellt. Durch die Niere verläuft ein Blutgefäß. Im Blut befindet sich der Blutzucker (weiße Würfel). Die Klappe zwischen Blutgefäß und den ableitenden Harnwegen soll die Nierenschwelle darstellen. Im oberen Bild erkennen Sie, daß der Urin bei normalen Blutzuckerwerten zuckerfrei ist.

Vergleichen Sie nun die Abbildung unten: Wenn der Blutzucker über ungefähr 180 mg/dl (10 mmol/l) ansteigt (Nierenschwelle für Zucker), schafft es die Niere nicht mehr, den Urin zuckerfrei zu halten: Im Urin wird Zucker ausgeschieden. Manche Menschen scheiden erst bei höheren Blutzuckerwerten Zucker im Urin aus, einige auch bei niedrigeren. Man kann die Nierenschwelle ungefähr bestimmen, wenn man Blutzucker und Urinzucker in frischen Proben einige Male gleichzeitig mißt.

Wir raten in Deutschland allen Typ-1-Diabetikern, den Blutzucker regelmäßig selbst zu messen. In sehr armen Ländern, in denen sich Diabetiker Blutzuckermessungen nicht leisten können, ist die Selbstmessung des Urinzuckers bereits eine große Hilfe. In einer Studie, die wir in Moskau durchführten, hat sich dies deutlich gezeigt: Allein durch die Urinzucker-Selbstkontrolle in Verbindung mit einem Schulungsprogramm konnten dort Diabetiker besser eingestellt werden. Sollten Sie aus irgendwelchen Gründen nicht regelmäßig den Blutzucker messen wollen, so messen Sie wenigstens den Urinzucker.

Ganz ungeeignet ist die Urinzuckermessung bei schwangeren Diabetikerinnen. Der Blutzucker kann damit nicht so gut eingestellt werden, wie es für den normalen Verlauf der Schwangerschaft notwendig ist.

Nierenschwelle

**Blutzucker
zirka 100 mg/dl
5,6 mmol/l**

**Urinzucker
NEIN!**

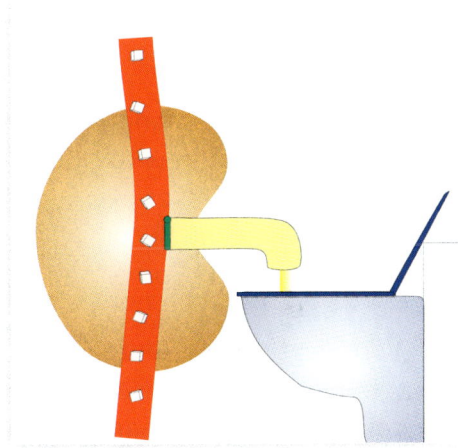

**Blutzucker
über zirka
180 mg/dl
10 mmol/l**

**Urinzucker
JA!**

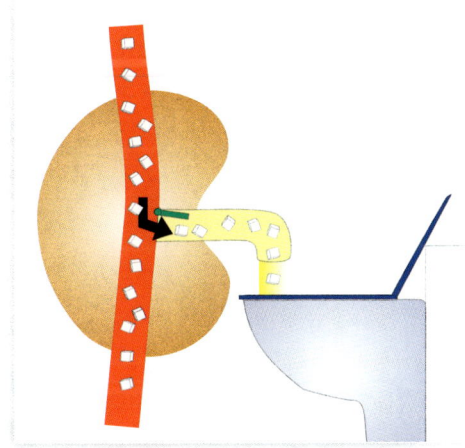

Urinzucker-Selbstkontrolle

Es gibt eine Vielzahl von Urinzucker-Teststreifen. Ihr Arzt wird Ihnen einen geeigneten Teststreifen empfehlen. Halten Sie einen Teststreifen kurz in den Urinstrahl oder in den in einem Becher aufgefangenen Urin. Streifen Sie überschüssigen Urin ab und warten Sie die auf der Anweisung angegebenen Minuten ab. Vergleichen Sie dann die Farbe des Teststreifens mit den Farben auf dem Röhrchen.

Getestet werden sogenannte frische Urinproben: zirka eine halbe Stunde vor dem Essen wird Urin gelassen. Dieser erste Urin wird nicht untersucht. Lassen Sie kurz vor der Mahlzeit noch einmal Urin und untersuchen Sie diesen auf Zucker. Man nennt dies frischen Urin, da er kurz vorher neu gebildet wurde.

Der Wert zeigt, ob der Blutzucker in dieser Zeit über der Nierenschwelle lag oder nicht. Testet man Urin, der sich über mehrere Stunden in der Blase gesammelt hat, so kann man nur feststellen, ob während dieser Zeit der Blutzucker höher war als die Nierenschwelle. Mit der Urinzuckermessung kann man nur feststellen, ob der Blutzucker zu hoch ist. Bei zu niedrigem Blutzucker ist genauso wenig Zucker im Urin wie bei normalem Blutzucker, nämlich gar keiner. Wenn Sie den Blutzucker regelmäßig messen, können Sie auf Urinzuckermessungen verzichten.

Diabetes-Tagebuch

Unten sehen Sie ein Diabetes-Tagebuch für die intensivierte Insulintherapie. Im Tagebuch tragen Sie die Uhrzeit ein. Außerdem schreiben Sie die Menge an KE (dies bedeutet Kohlenhydrat-Einheit, früher auch Broteinheit, BE genannt) auf, die Sie essen möchten. Tragen Sie darunter den Blutzuckerwert ein, den Sie gemessen haben. In der Zeile darunter tragen Sie die Normalinsulin-Einheiten ein, die Sie spritzen. In der untersten Zeile steht die Dosis an Verzögerungsinsulin, die Sie injizieren. Unter Bemerkungen sollten Sie besondere Vorkommnisse eintragen, so zum Beispiel Erkrankungen und Unterzuckerungen. Nur wenn Sie Ihre Werte dort regelmäßig eintragen, können Sie mit Ihrem Arzt auch die vergangenen Tage richtig beurteilen. Sie sollten Ihre Diabetes-Tagebücher aufbewahren. So können Sie belegen, daß Sie regelmäßig den Blutzucker messen und Ihren Diabetes im Griff haben. Das kann wichtig sein, wenn ein Arbeitgeber Bedenken hat, Sie im Außendienst zu beschäftigen oder wenn Sie einen Autounfall hatten.

Datum	Uhrzeit	6:30	13:00	19:00	23:30		Bemerkungen
20. März	KE	5	3	7			
	BZ mg/dl	110	90	140	140		
	BZ mmol/l	6,1	5,0	7,8	7,8		
	Normalinsulin	10	3	9			
	Verzögerungsinsulin	12			12		

Datum	Uhrzeit	7:00	13:30	19:30	23:30		Bemerkungen
21. März	KE	4	5	5			
	BZ mg/dl	120	200	80	130		
	BZ mmol/l	6,7	11,1	4,4	7,2		
	Normalinsulin	8	6+2	6			
	Verzögerungsinsulin	14			12		

Datum	Uhrzeit	7:30	12:30	19:00	23:15		Bemerkungen
22. März	KE	3	5	6			
	BZ mg/dl	100	120	90	130		
	BZ mmol/l	5,6	6,7	5,0	7,2		
	Normalinsulin	6	6	8			
	Verzögerungsinsulin	12			12		

Was ist Azeton?

Azeton (= Keton) entsteht im Körper beim Abbau von Fett. Etwas Azeton kann im Urin auftreten, wenn Sie an Gewicht abnehmen oder wenn Sie sich körperlich stark belastet haben, wenn also viel Fett abgebaut wird. Aber: Bei Diabetes bedeutet das gleichzeitige Auftreten von hohen Blutzuckerwerten und von Keton im Urin, daß der Blutzucker schwer entgleist ist. Wenn Ihr Blutzucker hoch ist (über 240 mg/dl oder 13,3 mmol/l) und spätestens, wenn Sie viel mehr Urin lassen müssen, viel mehr Durst haben als sonst, Fieber oder Erbrechen haben, sollten Sie unbedingt Azeton im Urin messen.

Halten Sie den Teststreifen kurz in den Urinstrahl oder in den in einem Becher aufgefangenen Urin, wie rechts dargestellt. Streifen Sie überschüssigen Urin ab und warten Sie die angegebene Zeit ab. Vergleichen Sie die Verfärbung des Testfeldes mit der Farbskala auf der Packung. Wenn sich das Testfeld nicht verfärbt, heißt dies, daß kein Keton im Urin nachgewiesen wurde. Falls Azeton vorhanden ist, verfärbt sich der Teststreifen von einfach bis dreifach positiv.

Kombinierte Urinzucker-/Azetonteststreifen sind für die Selbstmessung nicht sinnvoll, weil die Azetonmessung nur bei stark erhöhten Blutzuckerwerten durchgeführt werden muß.

Viel Azeton im Urin bei gleichzeitig hohen Blutzuckerwerten bedeutet, daß Ihnen Insulin fehlt. Lesen Sie im Kapitel über die schwere Entgleisung des Stoffwechsels, wieviel Normalinsulin Sie in diesem Fall spritzen sollten.

Azeton-Selbstmessung

Teststreifen, Uhr

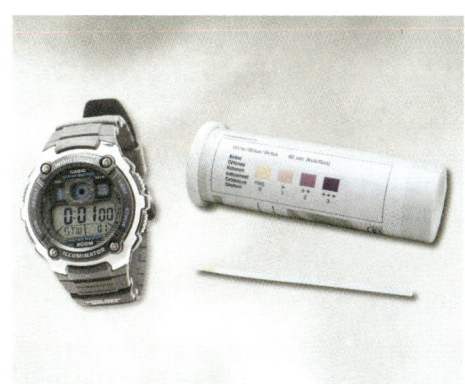

Teststreifen
kurz in den
Urin halten,
abstreifen

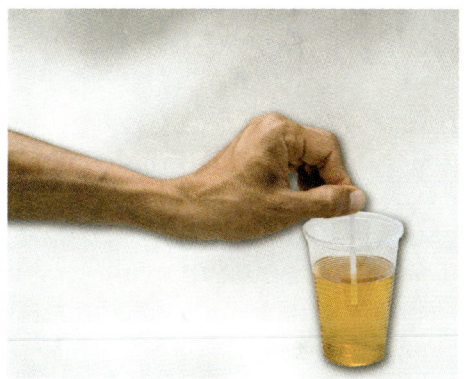

Nach
einer Minute
ablesen

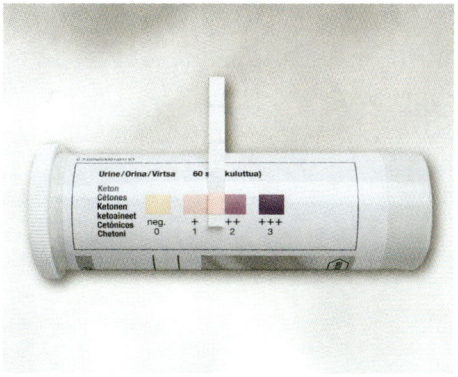

Unterzuckerung

Wenn der Blutzucker zu niedrig liegt, nennt man dies eine Unterzuckerung. Der medizinische Fachausdruck hierfür heißt Hypoglykämie. Auf der rechten Seite sehen Sie, welche Anzeichen (Symptome) bei einer Unterzuckerung auftreten können. Die dargestellten Symptome treten nicht alle gleichzeitig auf. Sollten Sie sich nicht sicher sein, messen Sie Ihren Blutzucker.

Leichte Unterzuckerungen ohne Bewußtlosigkeit haben keine schädlichen Folgen. Sie können aber erstes Zeichen dafür sein, daß Sie zuviel Insulin spritzen. Notieren Sie deshalb auch leichte Unterzuckerungen in Ihrem Diabetes-Tagebuch. Im Kapitel über die Anpassung der Insulindosis sind Beispiele dafür genannt, wie die Insulindosis vermindert werden kann, wenn häufiger ohne besonderen Grund Unterzuckerungen auftreten.

Manche Patienten bemerken eine Unterzuckerung erst sehr spät. Daß Unterzuckerungen anders oder später gespürt werden, kann daran liegen, daß die Blutzuckerwerte über längere Zeit immer wieder einmal zu niedrig lagen (beispielsweise häufig Blutzuckerwerte unter 60 mg/dl oder 3,3 mmol/l). In diesem Fall gewöhnt sich der Körper an zu niedrige Blutzuckerwerte, und die Anzeichen einer Unterzuckerung treten erst auf, wenn der Blutzuckerspiegel schon sehr niedrig liegt.

Auch bei sehr langer Diabetesdauer kann es vorkommen, daß die typischen Anzeichen der Unterzuckerung später oder in anderer Form auftreten; die Gründe dafür sind nicht genau bekannt.

Anzeichen einer Unterzuckerung

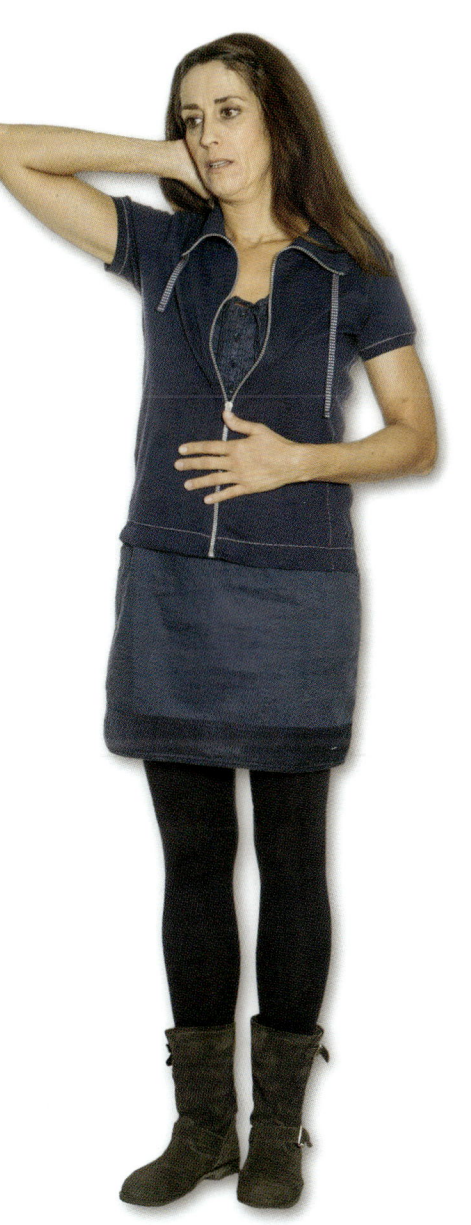

Man fühlt sich:
nervös
zittrig
flattrig

Man hat:
Kopfschmerzen
weiche Knie

Man bekommt:
Schweißausbruch
Heißhunger
Herzrasen

Man ist:
unkonzentriert
blaß
aggressiv
verwirrt

Unterzuckerung behandeln

Wenn Sie die ersten Zeichen einer Unterzuckerung spüren, müssen Sie die Hypoglykämie sofort behandeln. Hoffen Sie keinesfalls darauf, daß der Blutzucker ohne Behandlung wieder ansteigt, und warten Sie auch nicht bis zur nächsten Mahlzeit.

Trinken Sie bei einer Unterzuckerung sofort ein Fruchtsaftgetränk (0,2 Liter mit normalem Zucker, keine Diätgetränke). Fruchtsaftgetränke enthalten viel Traubenzucker. Auch Colagetränke helfen bei einer Unterzuckerung, aber nicht solche mit Süßstoffen (sogenannte Light-Getränke). Sie können eine Unterzuckerung auch mit einer konzentrierten Zuckerlösung (in Apotheken oder Drogerien erhältlich) oder vier Plättchen Traubenzucker behandeln. Wenn Sie Zucker im Mund zergehen lassen, erhöht dies den Blutzucker nicht so rasch wie ein zuckerhaltiges Getränk, denn der Blutzucker kann erst ansteigen, wenn der gelöste Traubenzucker im Dünndarm vom Blut aufgenommen wird. Auf die Schnelligkeit kommt es an, denn Sie wollen die Unterzuckerung rasch beheben.

Wenn Sie nachts eine Unterzuckerung hatten, sollten Sie zusätzlich zu dem Fruchtsaftgetränk oder Traubenzucker noch eine Scheibe Weißbrot oder eine halbe Scheibe Brot essen, damit der Blutzucker nicht wieder absinkt.

Wenn Sie Insulin spritzen, müssen Sie immer Traubenzucker dabei haben, damit Sie eine Unterzuckerung sofort behandeln können.

Wenn Ihre Blutzuckerwerte morgens nüchtern häufig niedrig sind (unter 140 mg/dl oder 7,8 mmol/l), sollten Sie gelegentlich den Blutzuckerwert mitten in der Nacht kontrollieren, um nächtliche Unterzuckerungen auszuschließen.

Behandlung einer Unterzuckerung

Fruchtsaftgetränk
mit Zucker

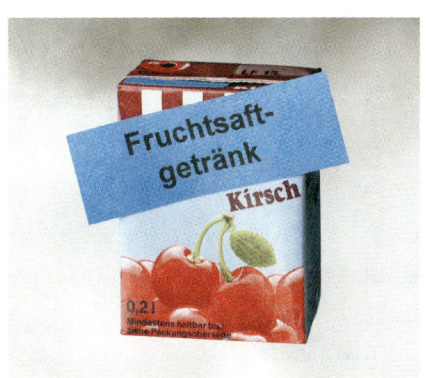

Konzentrierte
Zuckerlösung

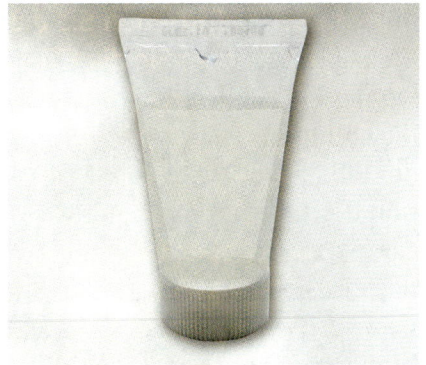

Traubenzucker

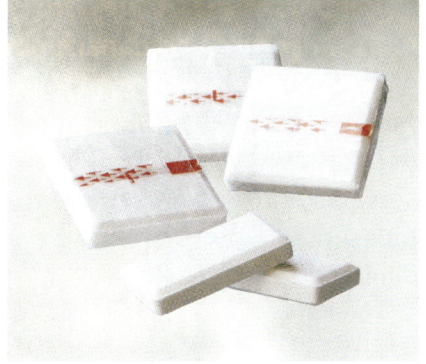

Glukagon

Wenn ein mit Insulin behandelter Diabetiker plötzlich bewußtlos wird, hat er höchstwahrscheinlich eine schwere Unterzuckerung. Er muß so schnell wie möglich behandelt werden: Was tun?

1. Atemwege frei machen, gegebenenfalls Essensreste aus dem Mund nehmen.
2. Wenn der Diabetiker sich nicht mehr bewegt, ihn in stabile Seitenlage legen.
3. Glukagon spritzen.

Glukagon ist ein Hormon, das wie Insulin in den Inselzellen gebildet wird. Glukagon setzt Glukose aus der Leber frei und erhöht so den Blutzucker. Das rechts abgebildete GlucaGen®-HypoKit enthält eine wassergefüllte Spritze mit Kanüle und ein Fläschchen mit Glukagon. Entfernen Sie die Kappe des Fläschchens mit dem Glukagon. Spritzen Sie die Flüssigkeit in das Fläschchen. Mischen Sie die Flüssigkeit, bis das Glukagon aufgelöst ist. Ziehen Sie die Mischung in die Spritze auf. Dabei muß die Spitze der Kanüle in der Flüssigkeit sein, sonst ziehen Sie nur Luft auf. Eine Desinfektion der Haut ist nicht nötig. Stechen Sie die Kanüle senkrecht in Oberschenkel oder Bauch ein, und drücken Sie den Kolben ganz herunter. Dann ist die Glukagonlösung unter der Haut.

Wenn der Diabetiker nach der Glukagoninjektion aufwacht, muß er sofort mit Zucker gesüßte Fruchtsaftgetränke oder ähnliches zu sich nehmen und danach noch eine Scheibe Brot essen, damit der Blutzucker nicht wieder absinkt. Wenn der Diabetiker zehn Minuten nach der Glukagoninjektion nicht aufwacht, muß ein Arzt gerufen werden. Nie sollte man versuchen, einem Bewußtlosen Zuckerlösung einzuflößen. Wenn kein Glukagon verfügbar ist, müssen Sie sofort einen Arzt rufen, der Traubenzuckerlösung in die Vene spritzt.

Glukagon spritzen

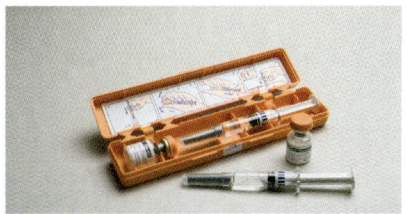

GlucaGen-Hypokit®
(Novo Nordisk)

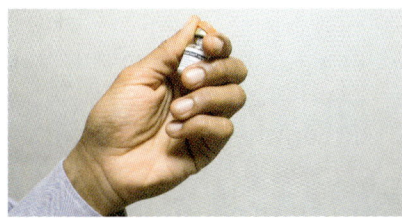

Kappe entfernen

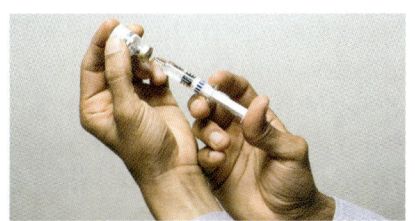

Flüssigkeit in
das Fläschchen

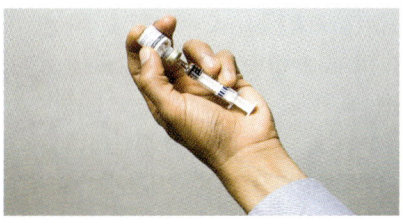

Glukagon auflösen

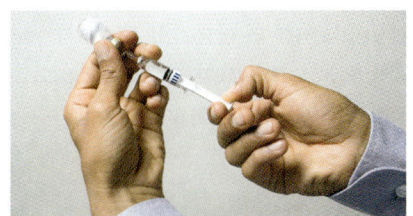

Aufziehen

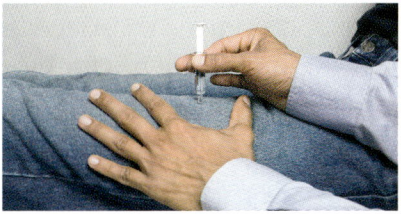

Spritzen

Ursachen der Unterzuckerung

Grund für eine Unterzuckerung ist immer, daß zuviel Insulin im Körper ist und dadurch der Blutzucker unter normale Werte absinkt. Immer wenn Sie eine Unterzuckerung hatten, müssen Sie sich fragen, woran das gelegen haben kann. Alles, was den Blutzucker senkt, kann Ursache einer Unterzuckerung sein:

1. Insulin, zum Beispiel aus Versehen zu viele Einheiten gespritzt,

2. körperliche Bewegung ohne Vorsichtsmaßnahmen;

3. zuwenig oder zu spät Kohlenhydrate gegessen oder

4. Alkohol in großen Mengen getrunken.

Wenn Sie trotz gründlichen Überlegens keine Erklärung für die Unterzuckerung finden, aber dennoch unter der bisherigen Insulindosierung Unterzuckerungen auftreten, muß weniger Insulin gespritzt werden, sonst bekommen Sie immer wieder Unterzuckerungen. Auf wie viele Einheiten Sie die jeweiligen Insulindosen vermindern sollten, steht im Kapitel über die Anpassung der Insulindosis.

Leichte Unterzuckerungen, die rechtzeitig behandelt werden, haben keine schädlichen Folgen. Zwei leichte Unterzuckerungen können bei guter Einstellung pro Woche auftreten. Schwere Unterzuckerungen mit Bewußtlosigkeit und eventuell auftretenden Krampfanfällen gilt es unbedingt zu vermeiden. Solche schweren Unterzuckerungen müssen immer möglichst schnell behandelt werden.

Ursachen einer Unterzuckerung

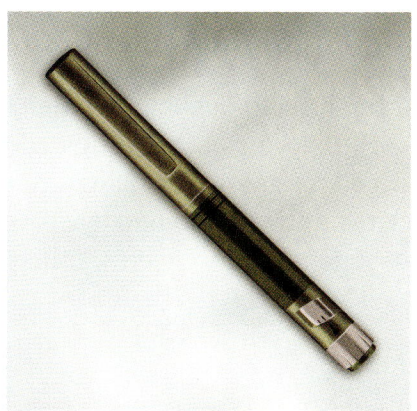

Zu viel Insulin gespritzt

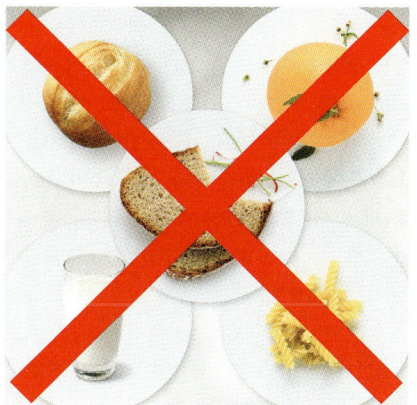

Zu wenig oder
zu spät gegessen

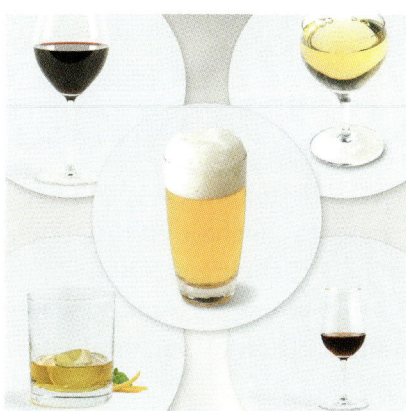

Alkohol

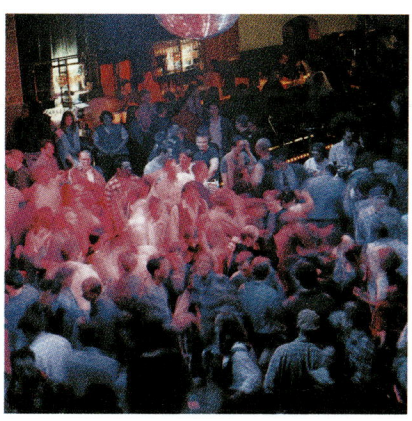

Außergewöhnliche
körperliche Bewegung

Nährstoffe

Um Ihr Insulin auf die von Ihnen gewünschte Kost abstimmen zu können, müssen Sie wissen, welche Nahrungsmittel den Blutzucker erhöhen. Hauptbestandteile unserer Nahrung sind (neben Wasser und Mineralstoffen) Fett, Eiweiß, Stärke und Zucker.

Im oberen Bild auf der rechten Seite sehen Sie Nahrungsmittel, die viel Stärke und/oder Zucker enthalten und deshalb den Blutzucker erhöhen. Auf den unteren drei Bildern sind Nahrungsmittel dargestellt, die, in üblichen Mengen verzehrt, den Blutzucker nicht ansteigen lassen. Dies sind die fettreichen und eiweißreichen Nahrungsmittel sowie die sogenannten freien Gemüse und Salate.

Fettreiche Nahrungsmittel sind:

Butter, Margarine, Öl; fette Fleisch- und Wurstsorten (über 20 % Fett); fette Fischsorten (zum Beispiel Aal, Makrele); Käse über 30 % Fett in der Trockenmasse = i. Tr.; Nüsse, Avocado; Eigelb.

Eiweißreiche Nahrungsmittel sind:

mageres Fleisch und Wurst unter 20 % Fett: zum Beispiel Filet, Sülze, Hühner- und Putenfleisch; magere Fische und Krustentiere: zum Beispiel Forelle, Krabben, Schellfisch, Kabeljau; magere Käsesorten (30 % Fett i. Tr. und weniger): zum Beispiel Harzer, kalorienverminderter Edamer; Quark; Sojaprodukte; Eiklar.

Nährstoffe

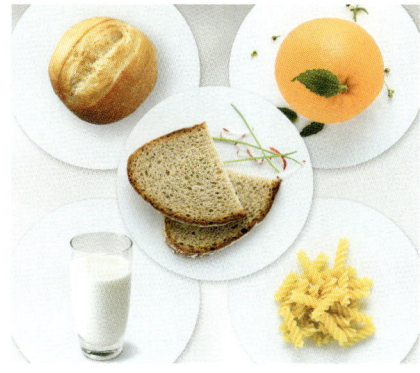

blutzucker-
erhöhend

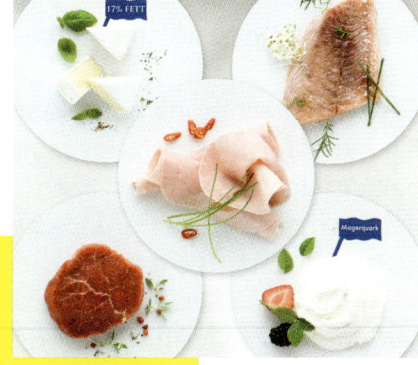

nicht
blutzucker-
erhöhend

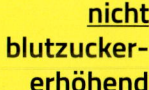

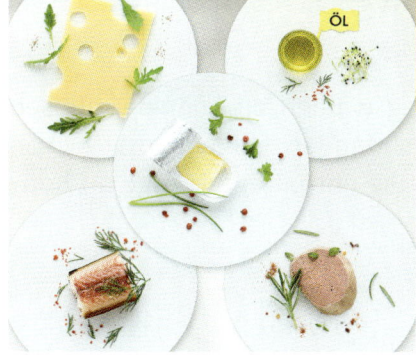

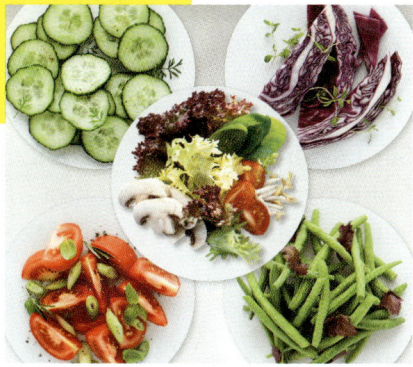

Kohlenhydrate

Stärke und Zucker gehören zu den Kohlenhydraten. Stärke (oberes Bild) besteht aus vielen aneinanderhängenden Traubenzucker-Bausteinen.

Verschiedene Arten von Zucker sind auf dem unteren Bild dargestellt: Hierzu zählen Traubenzucker (Glukose), Fruchtzucker (Fruktose), Haushaltszucker (Saccharose), Malzzucker (Maltose) und Milchzucker (Laktose).

Welche Nahrungsmittel enthalten Kohlenhydrate?

Das können Sie sich ganz einfach merken: Alle pflanzlichen Nahrungsmittel und von den tierischen Nahrungsmitteln nur die Milch (und einige Milchprodukte) enthalten Kohlenhydrate.

Für Sie ist wichtig, ob und wie stark der Blutzucker ansteigt, wenn Sie ein Nahrungsmittel gegessen haben. Es gibt kohlenhydrathaltige Nahrungsmittel, nach denen der Blutzucker nicht oder kaum ansteigt. Diese Gruppe nennt man freie kohlenhydrathaltige Nahrungsmittel.

Die Gruppe der Nahrungsmittel, die den Blutzuckerspiegel deutlich ansteigen lassen, nennt man anzurechnende kohlenhydratreiche Nahrungsmittel.

Um Ihre Normalinsulindosis richtig wählen zu können, müssen Sie in der Lage sein, die anzurechnenden kohlenhydratreichen Nahrungsmittel zu erkennen und die enthaltene Menge an Kohlenhydraten richtig abzuschätzen.

Kohlenhydrate

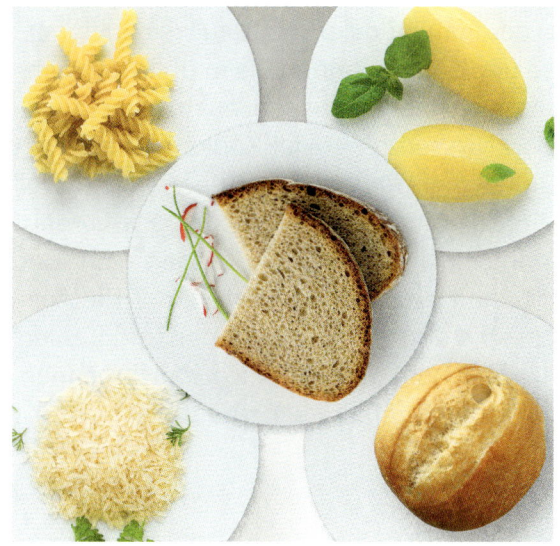

Stärke

⬡⬡---•••---⬡⬡
Mehrfachzucker

Zucker

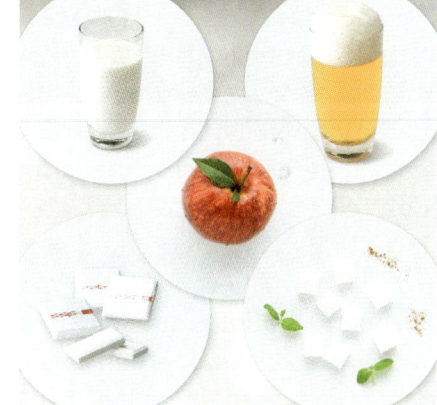

⬡ Trauben-
zucker
(Glukose)

⬠ Frucht-
zucker
(Fruktose)

⬡⬠ Haushaltszucker (Saccharose)

⬡⬡ Malzzucker (Maltose)

⬡◯ Milchzucker (Laktose)

Freie Nahrungsmittel

Viele kohlenhydrathaltige Nahrungsmittel können Sie ohne Anrechnung essen, weil sie den Blutzucker kaum oder gar nicht ansteigen lassen. Frei sind fast alle Gemüsesorten in üblichen Mengen. Nur Kartoffeln und Zuckermais erhöhen den Blutzucker deutlich und müssen bei der Insulindosierung berücksichtigt werden. Alle übrigen Gemüse und Salate können Sie in üblichen Mengen ohne Berechnung essen. Nüsse müssen auch nicht angerechnet werden. Obwohl in Nüssen recht viel Kohlenhydrate enthalten sind, steigt der Blutzucker durch sie nur unerheblich, weil sie wegen des hohen Fettgehaltes nur ganz langsam verdaut werden. Hülsenfrüchte und Schwarzwurzeln haben von den Gemüsen den höchsten Gehalt an Kohlenhydraten; der Blutzuckeranstieg ist allerdings so gering, daß wir Ihnen empfehlen, diese Nahrungsmittel in üblichen Mengen nicht anzurechnen. Erbsen in üblichen Mengen empfehlen wir ebenfalls nicht zu berechnen.

Anzurechnende Nahrungsmittel

Anzurechnende Kohlenhydrate sind in Nahrungsmitteln, die Stärke enthalten, wie zum Beispiel Getreideprodukte und Kartoffeln. Stärke wird vollständig zu Traubenzucker abgebaut und erhöht deshalb den Blutzucker stark. Andere Kohlenhydrate werden nur zum Teil zu Traubenzucker abgebaut. Haushaltszucker ist aus einem Baustein Glukose und einem Baustein Fruktose aufgebaut und wirkt deshalb nicht so stark blutzuckererhöhend wie zum Beispiel Kartoffelpüree. Milchzucker besteht nur zur Hälfte aus Traubenzucker und erhöht den Blutzucker ebenfalls nicht so stark. Obst enthält neben viel Wasser auch Fruktose, die den Blutzucker nicht so stark erhöht wie Traubenzucker. Selbstverständlich können Sie auch Nahrungsmittel mit Haushaltszucker essen. Beispiele finden Sie weiter hinten im Buch.

Blutglukosewirksamkeit

Zahlreiche Nahrungsmittel wurden daraufhin untersucht, in welchem Ausmaß sie den Blutglukosespiegel erhöhen. Unten in der Tabelle ist eine Zusammenfassung dargestellt. Die Daten verschiedener Forscher sind unterschiedlich, deshalb sind nur grobe Bereiche angegeben.

Wirksamkeit ausgewählter kohlenhydrathaltiger Nahrungsmittel auf den Blutzuckerspiegel (Blutzuckerwirksamkeit reiner Glukose = 100%; über einen Zeitraum von drei Stunden gemessen):

90 - 100 %	Malzzucker, Instantkartoffelpüree, gebackene Kartoffeln, Honig, Puffreis, Cornflakes
50 - 90 %	Weißbrot, Graubrot, Knäckebrot, Kräcker, Fertigmüsli, Milchreis, Speisestärke, Puddingpulver, Weizenmehl, Biskuit, Gebäck, Sandkuchen, Bier, Haferflocken, Bananen, Süßmais, Salzkartoffeln, Haushaltszucker, Vollkornbrot, ungesüßte Obstsäfte
30 - 50 %	Milch, Joghurt, Obst, Spaghetti, Eiscreme

Die Blutzuckerwirkung hängt von weiteren Einflüssen ab: Je mehr Ballaststoffe und je mehr Fett in einer Mahlzeit sind, desto langsamer steigt der Blutzucker an. Entscheidend für den Blutzuckeranstieg ist der Verarbeitungsgrad eines Nahrungsmittels und wie schnell ein Nahrungsmittel durch den Magen in den Darm gelangt. Apfelsaft führt zu einem schnelleren Blutzuckeranstieg als eine entsprechende Menge Äpfel. Kartoffelbrei läßt den Blutzucker rascher ansteigen als Pommes frites. Auch wie schnell man ißt oder was man zum Essen trinkt, beeinflußt den Blutzuckeranstieg. Für Sie ist es wichtig, den Kohlenhydratgehalt der Nahrungsmittel zu kennen, um zu wissen, wieviel Normalinsulin Sie dafür spritzen müssen.

Kohlenhydrateinheiten (KE)

Um das Abschätzen der kohlenhydratreichen Nahrungsmittel, die den Blutzucker ansteigen lassen, leichter zu machen, werden Austauscheinheiten verwendet. In diesem Buch sind alle Nahrungsmittel in Kohlenhydrateinheiten (KE) geschätzt. Kohlenhydrateinheiten sollten nicht als Berechnungseinheiten abgewogen, sondern abgeschätzt werden. In KE werden alle kohlenhydratreichen Nahrungsmittel angegeben. So entsprechen zum Beispiel eine kleine Birne, zehn mittelgroße Erdbeeren oder ein halbes Brötchen einer KE. In KE-Austauschtabellen steht, wieviel Gramm eines Nahrungsmittels ungefähr einer KE entspricht. Wenn Sie verschiedene Tabellen vergleichen, so wird Ihnen auffallen, daß die Angaben unterschiedlich sind. Das hat mehrere Gründe:

1. Der Gehalt an Kohlenhydraten läßt sich nicht genau angeben. Weintrauben sind zum Beispiel je nach Anbaugebiet und Jahrgang unterschiedlich süß. Dadurch ist der Gehalt an Kohlenhydraten unterschiedlich.

2. Neuere Tabellen geben nur die verwertbaren Kohlenhydrate an; die enthaltenen Ballaststoffe werden nicht mehr berücksichtigt. Deshalb werden Sie vor allem bei ballaststoffreichen Nahrungsmitteln unterschiedliche Angaben finden.

3. Die Bestimmungsmethoden sind zwar genauer geworden, dennoch haben sie einen Fehlerbereich, der auf Gramm genaue Angaben nicht möglich macht.

4. Die Werte werden meist auf fünf Gramm gerundet, mal wird nach oben, mal nach unten gerundet.

Auf den nächsten Seiten ist dargestellt, welche Menge eines Nahrungsmittels etwa einer KE entspricht.

1 KE =

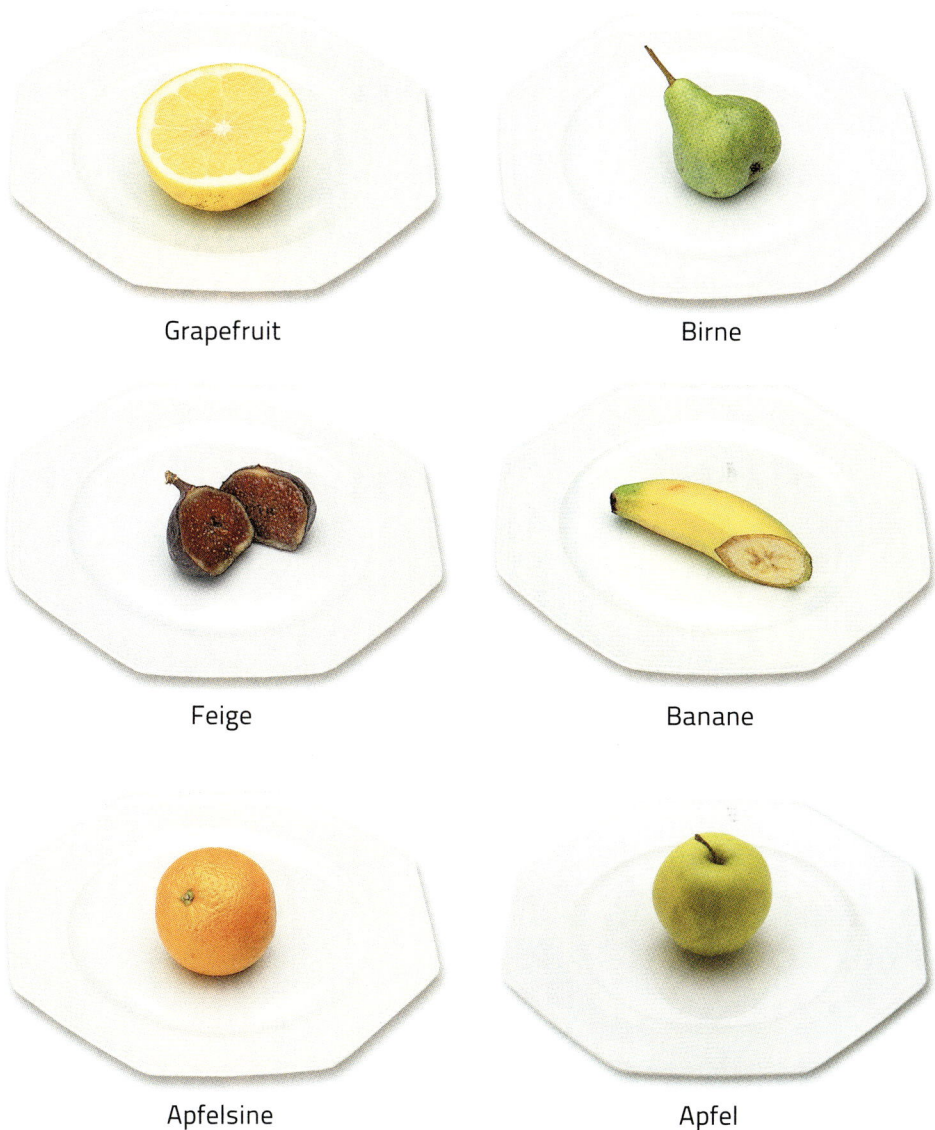

Grapefruit

Birne

Feige

Banane

Apfelsine

Apfel

1 KE =

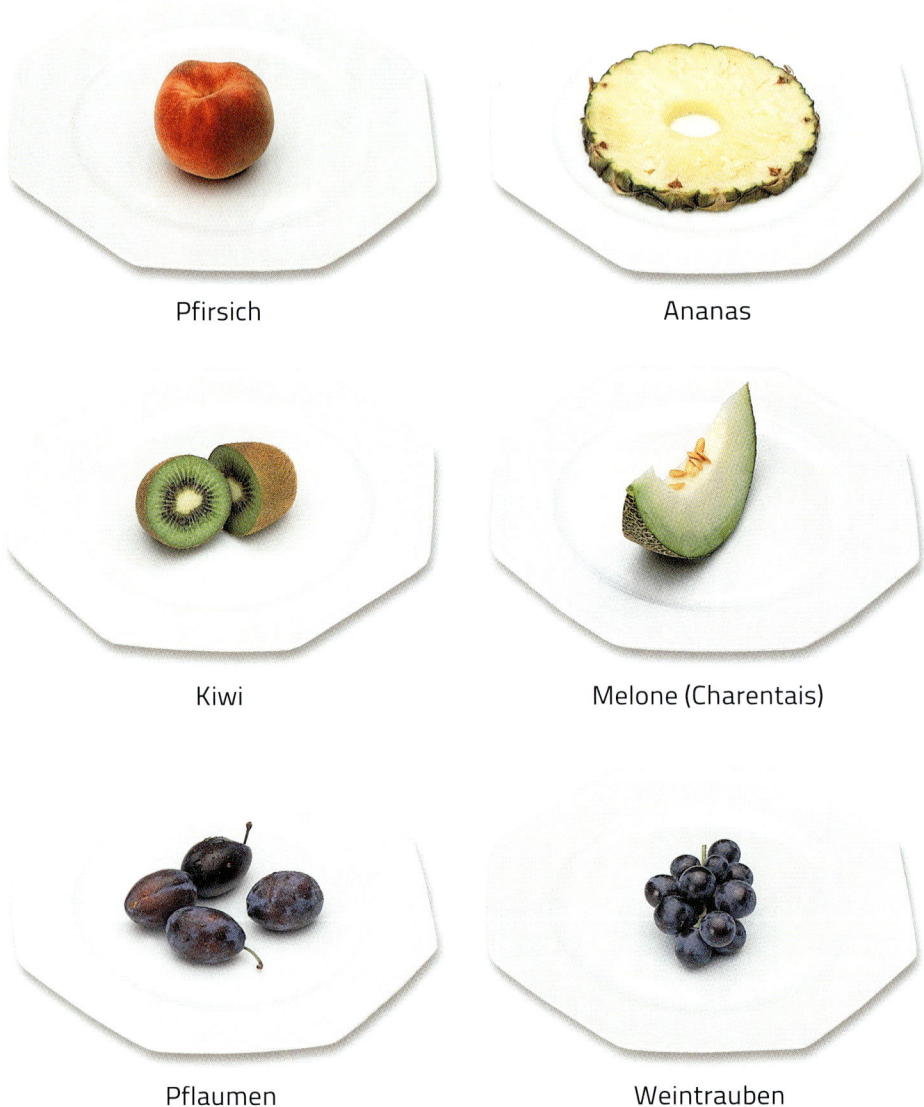

Pfirsich

Ananas

Kiwi

Melone (Charentais)

Pflaumen

Weintrauben

1 KE =

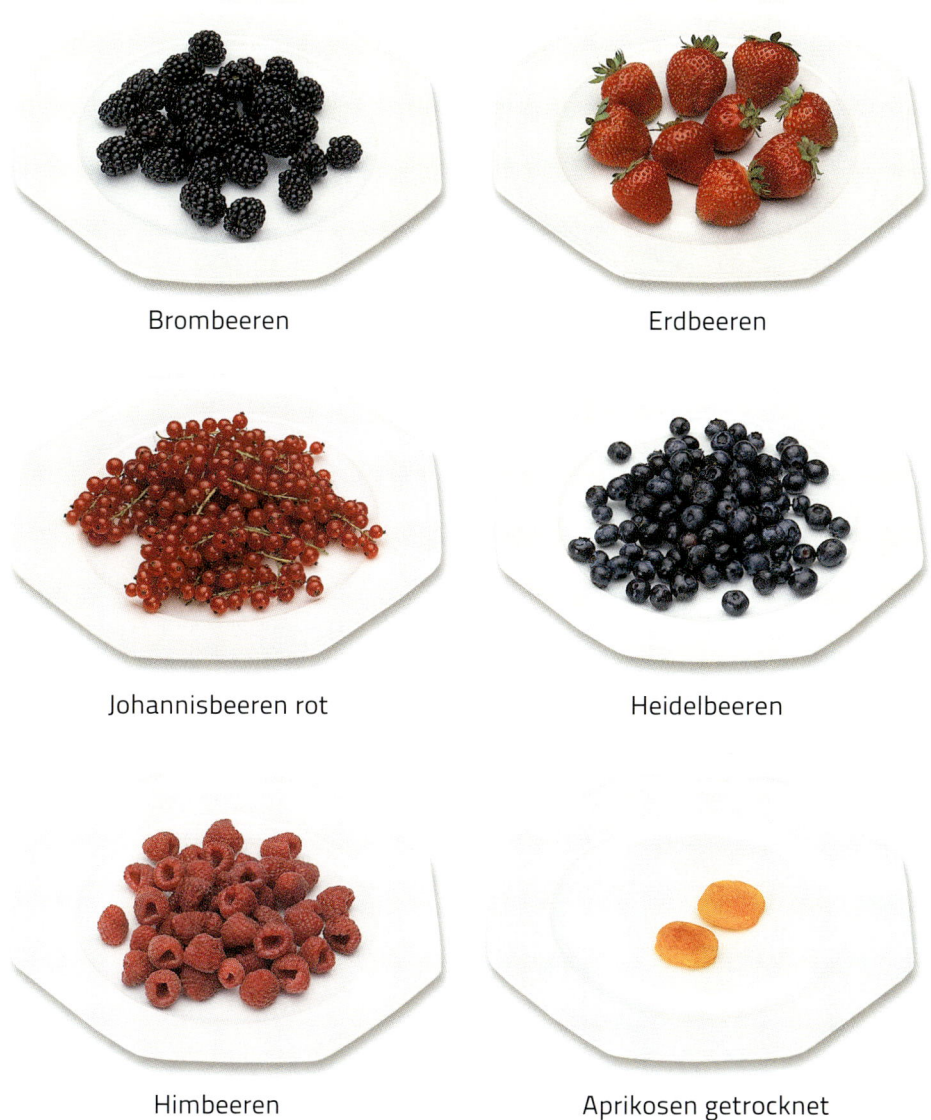

Brombeeren

Erdbeeren

Johannisbeeren rot

Heidelbeeren

Himbeeren

Aprikosen getrocknet

1 KE =

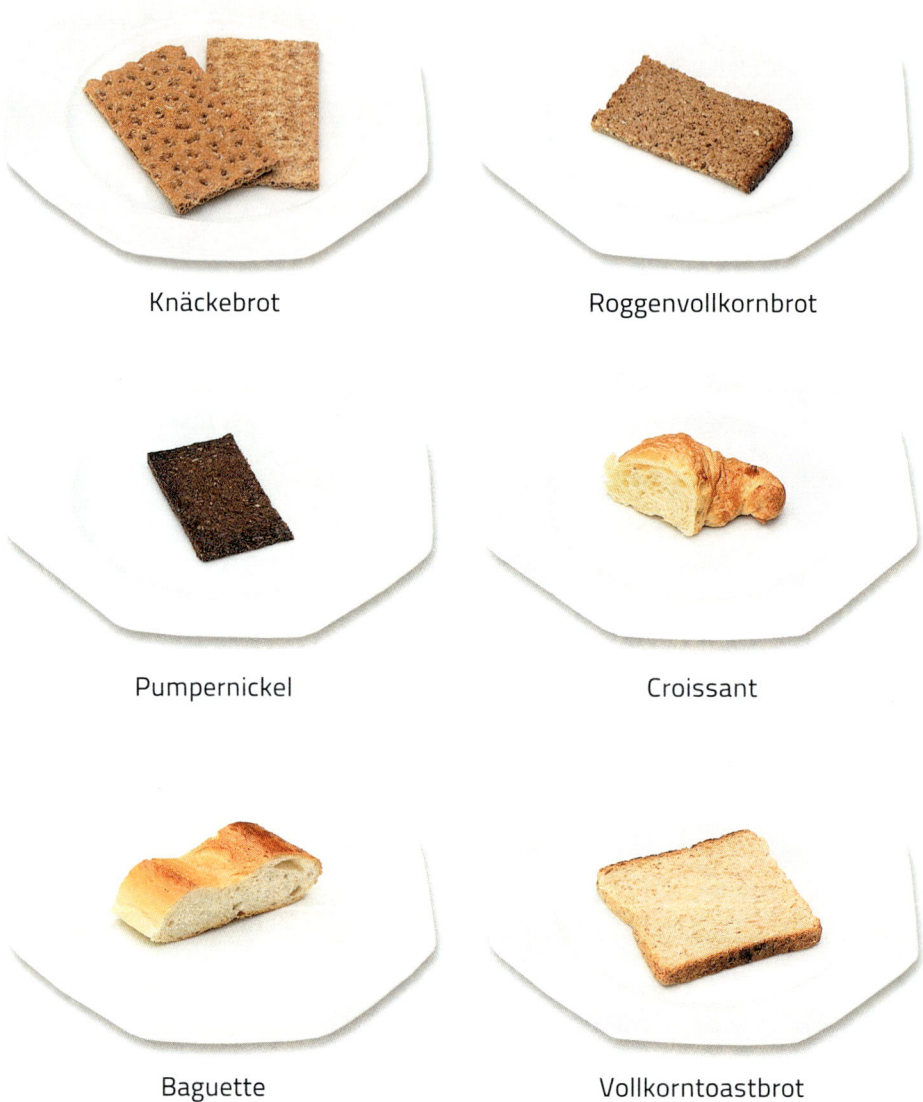

Knäckebrot

Roggenvollkornbrot

Pumpernickel

Croissant

Baguette

Vollkorntoastbrot

1 KE =

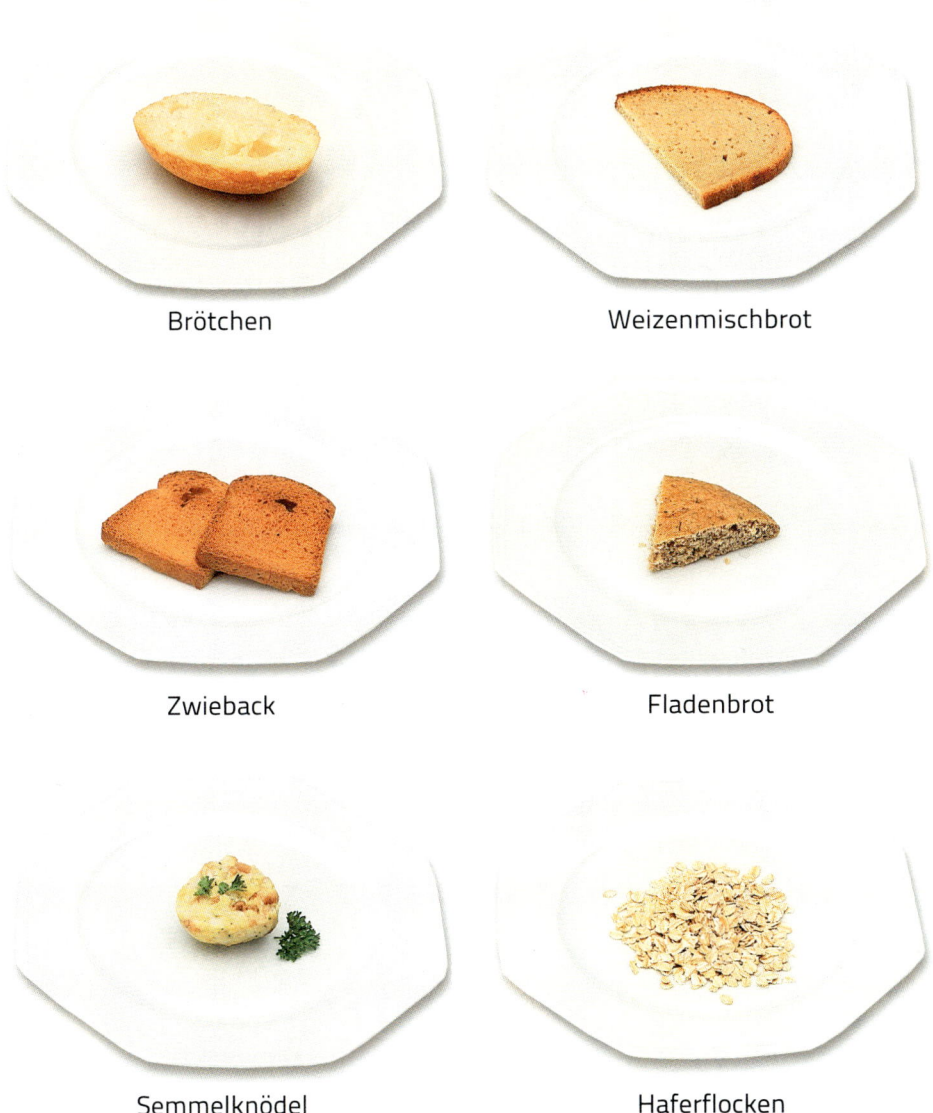

Brötchen

Weizenmischbrot

Zwieback

Fladenbrot

Semmelknödel

Haferflocken

1 KE =

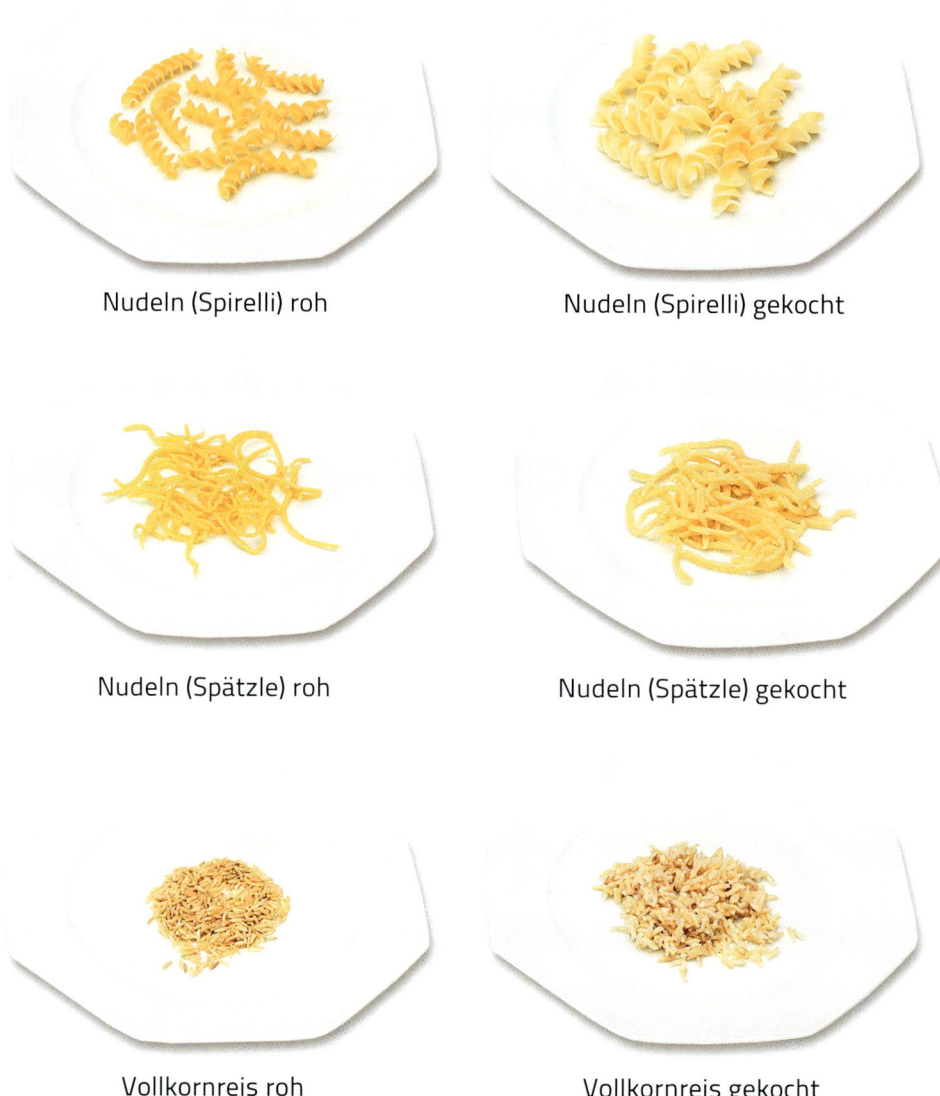

Nudeln (Spirelli) roh

Nudeln (Spirelli) gekocht

Nudeln (Spätzle) roh

Nudeln (Spätzle) gekocht

Vollkornreis roh

Vollkornreis gekocht

1 KE =

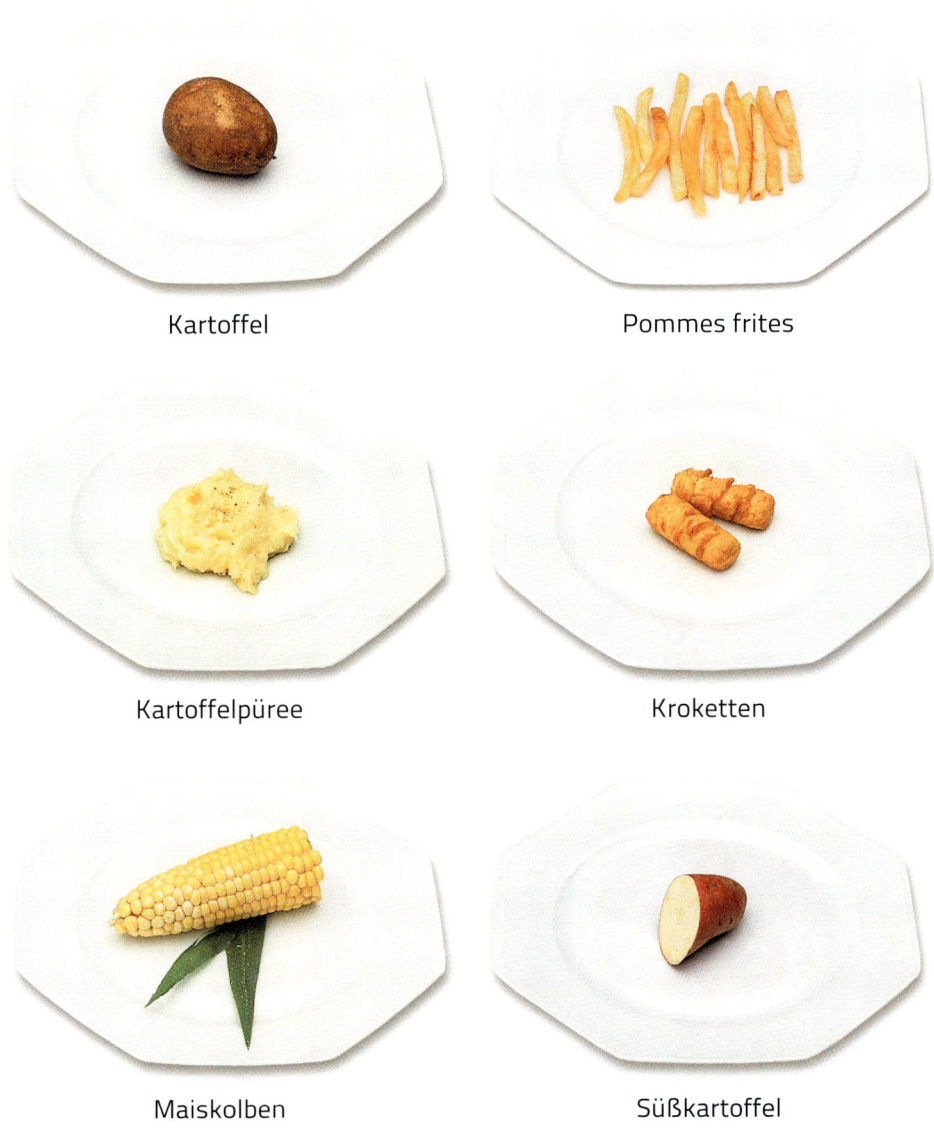

Kartoffel

Pommes frites

Kartoffelpüree

Kroketten

Maiskolben

Süßkartoffel

1 KE =

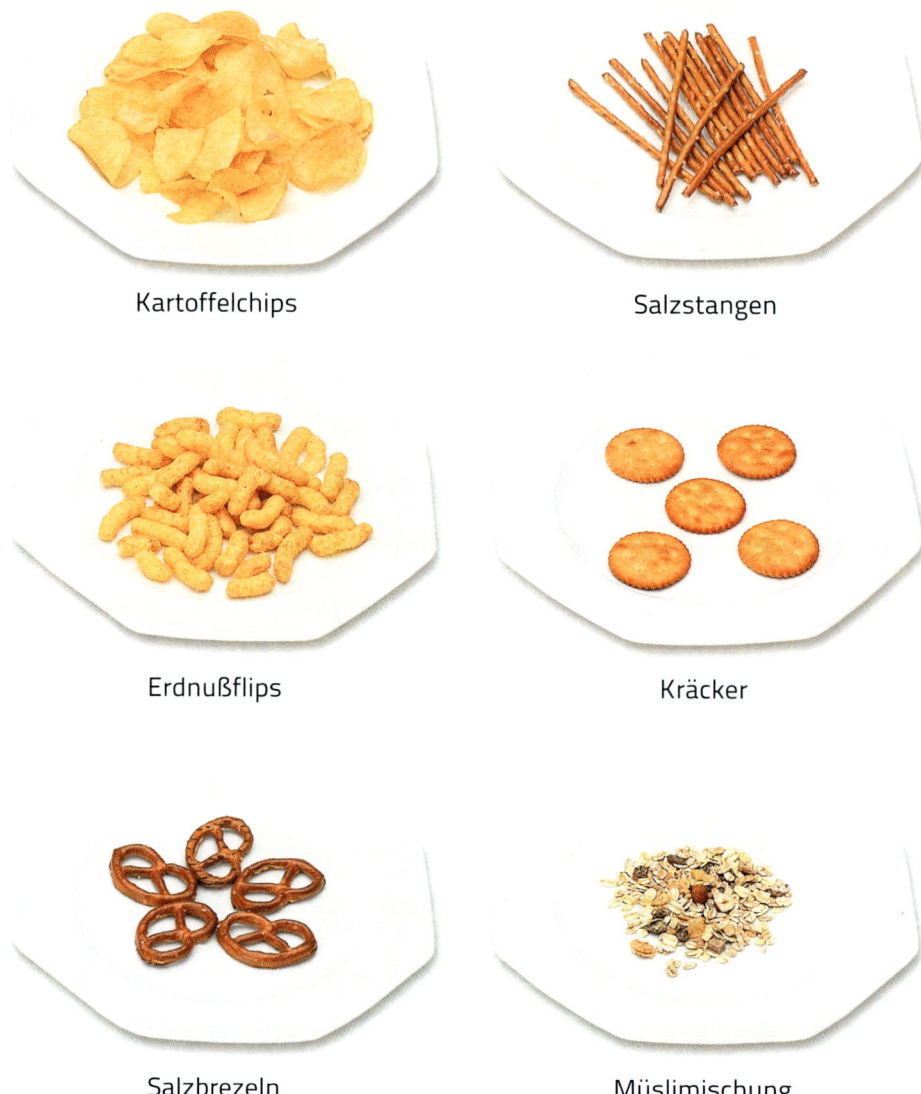

Kartoffelchips

Salzstangen

Erdnußflips

Kräcker

Salzbrezeln

Müslimischung

1 KE =

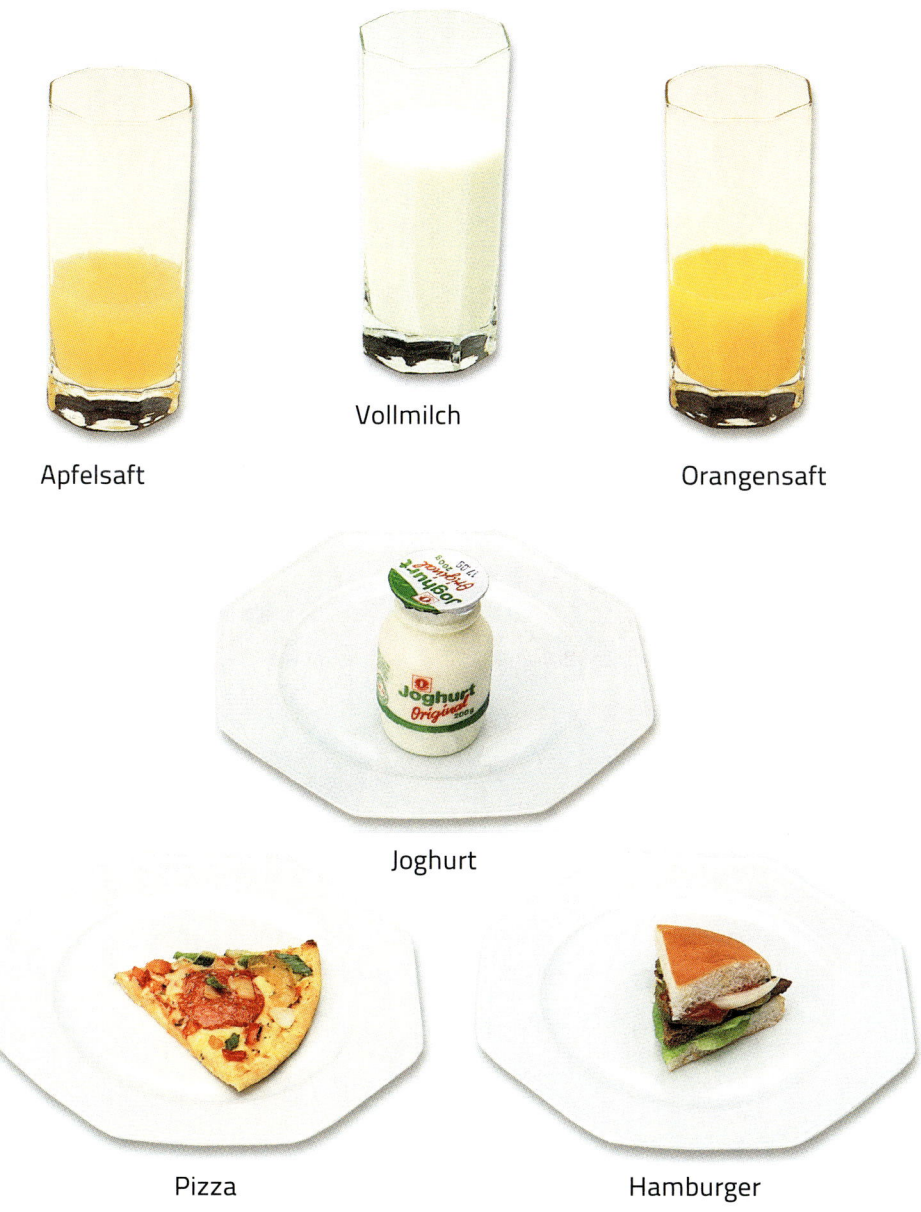

Apfelsaft

Vollmilch

Orangensaft

Joghurt

Pizza

Hamburger

1 KE =

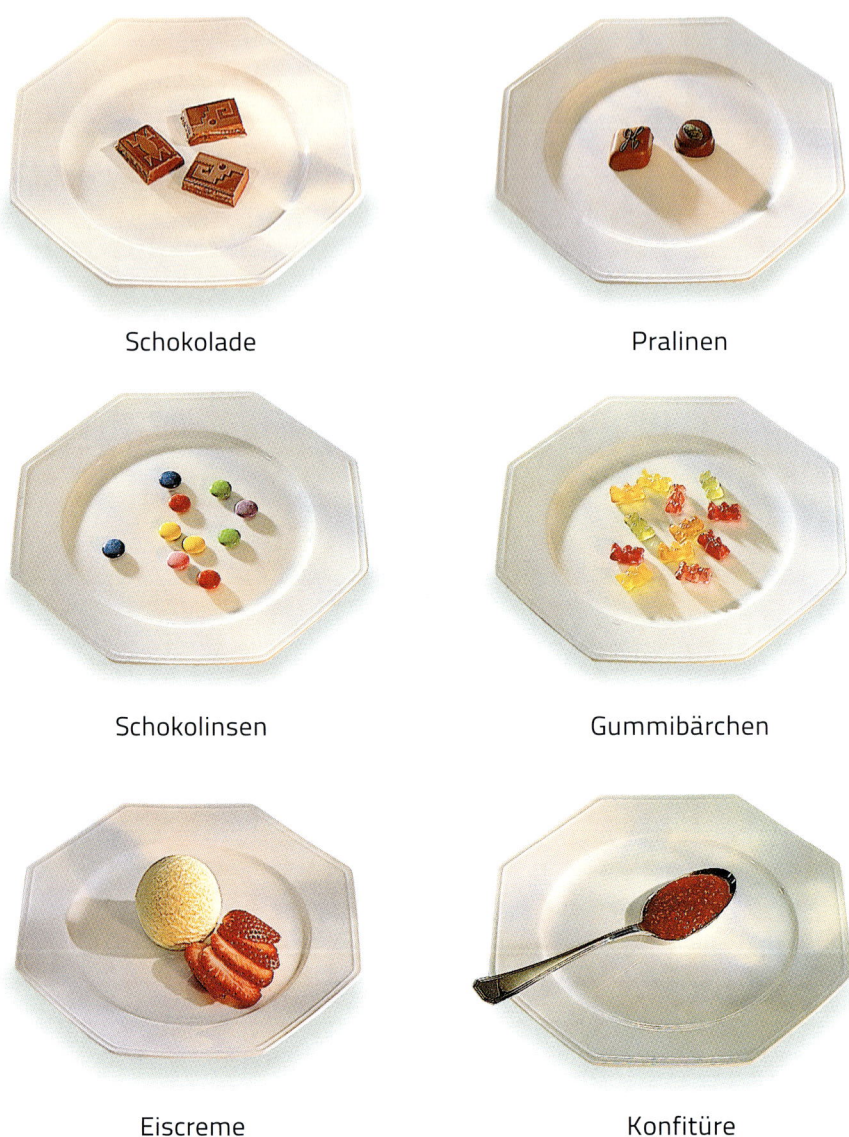

Schokolade

Pralinen

Schokolinsen

Gummibärchen

Eiscreme

Konfitüre

1 KE =

Milch und Milchprodukte

1 Glas	Milch	200 ml
1 Glas	Kefir	200 ml
1 Glas	Joghurt	200 ml
1 Glas	Buttermilch	200 ml

Brot, Backwaren

1/2	Brötchen	20 g
1/2	Croissant	30 g
1–2 Sch.*	Knäckebrot	15–25 g*
*je nach Sorte, siehe Packungsangabe		
1/2 Scheibe	Pumpernickel	25 g
1/2 Scheibe	Roggenvollkornbrot	25 g
1 Scheibe	Vollkorntoastbrot	25 g
1 Scheibe	Weißbrot	20 g
1/2 Scheibe	Weizenmischbrot	20 g
2	Zwieback	15 g
5	Kräcker	15 g
15	Salzstangen	15 g

Mehl, Teigwaren

1 Eßlöffel	Buchweizen	15 g
2 Eßlöffel	Cornflakes	15 g

1 KE =

1 Eßlöffel	Gerstenkörner	15 g
1 Eßlöffel	Gerstengraupen	15 g
1 Eßlöffel	Grünkern	15 g
1 Eßlöffel	Haferkörner	15 g
1 Eßlöffel	Haferflocken	15 g
1 Eßlöffel	Hirse	15 g
1 Eßlöffel	Maismehl	15 g
1 Eßlöffel	Paniermehl	15 g
1 Eßlöffel	Puddingpulver (Schoko)	15 g
1 Eßlöffel	Reis, roh	15 g
2 Eßlöffel	Reis, gekocht	45 g
1 Eßlöffel	Roggenkörner	15 g
1 Eßlöffel	Roggenmehl	15 g
	Teigwaren, roh	15 g
	Teigwaren, gekocht	45 g
1 Eßlöffel	Weizenkörner	15 g
1 Eßlöffel	Weizenmehl	15 g
1 Eßlöffel	Weizengrieß	15 g

Kartoffelprodukte

1 hühner- eigroße	Kartoffel	65 g
	Kartoffelchips	25 g
1 Eßlöffel	Kartoffelpüreepulver	15 g
2 Eßlöffel	Kartoffelpüree, zubereitet	75 g

1 KE =

	Kastanien (Maronen)	30 g
1/2	Knödel	45 g
2	Kroketten	35 g
3 Eßlöffel	Maiskörner	65 g
	Maiskolben ohne Blätter	100 g
	Pommes frites	35 g

Obst (* = mit Stein/Schale)

1 Scheibe	Ananas*	140 g
1 kleiner	Apfel*	90 g
1 mittlere	Apfelsine*	150 g
2-3	Aprikosen*	110 g
1/2	Banane*	70 g
1 kleine	Birne*	90 g
7 Eßlöffel	Blau-/Heidelbeeren	140 g
8 Eßlöffel	Brombeeren	140 g
10	Erdbeeren	160 g
1	Feige*	80 g
	Granatapfel*	170 g
8 Eßlöffel	Himbeeren	150 g
7 Eßlöffel	Holunderbeeren	140 g
7 Eßlöffel	Johannisbeeren, rot	140 g
1	Kakipflaume*	70 g
	Kirschen*	90 g

1 KE =

1 große	Kiwi*	110 g
	Kumquat*	70 g
	Litschi*	90 g
2	Mandarinen*	150 g
	Mango*	110 g
	Melone, Charentais*	100 g
3	Mirabellen*	70 g
1/2	Pampelmuse/Grapefruit*	170 g
1	Pfirsich*	120 g
4	Pflaumen*	90 g
7 Eßlöffel	Preiselbeeren	140 g
1	Quitte*	140 g
6 Eßlöffel	Stachelbeeren	120 g
	Tamarillo	130 g
	Wasserkastanie*	100 g
	Wassermelone*	270 g
1 Dutzend	Weintrauben	70 g

Frisch gepreßte Obstsäfte sind wie die entsprechende Obstsorte zu bewerten. Ungefähr 100 ml handelsüblicher Obstsäfte (ohne Zusätze, 100 Prozent Saft) enthalten eine KE.

Alkohol

Größere Mengen Alkohol stören die Arbeit der Leber. Wenn man viel Alkohol getrunken hat, kann die Leber nicht mehr so viel Zucker ins Blut abgeben wie üblich. Deshalb kann nach Alkoholkonsum eine Unterzuckerung auftreten.

Folgende Getränke erhöhen den Blutzucker nicht: Trockene Weine und Sekte, trockenen Champagner, Cognac, Aquavit, Korn, Whiskey, Brandy, Calvados. Außer Dessertweinen sind alle französischen, italienischen und spanischen Weine trocken. Zum Beispiel enthält ein roter Bordeaux-Wein nur zirka drei Gramm Traubenzucker pro Liter.

Durch die geringen Mengen an Traubenzucker von ein bis zwei Glas Wein, die Sie im Laufe eines Abends trinken, ist keine Veränderung des Blutzuckers zu erwarten. Problemlos können Sie auch ein Glas (0,2 Liter) Bier im Rahmen einer Mahlzeit trinken. Für ein Glas Bier sollten Sie keine zusätzlichen Insulineinheiten spritzen.

Wenn Sie viel Bier trinken, erhöht der Malzzucker im Bier den Blutzucker; Sie müßten entsprechend Normalinsulin spritzen. Später kann es aber durch den Alkohol zum Abfall des Blutzuckers kommen. Beides ist schwer abzuschätzen. Ungünstig sind alle Alkoholika, die viel Zucker enthalten, wie Liköre, lieblicher Sekt oder süße (Obst-)Weine.

Gewicht abnehmen

Wenn Sie an Gewicht abnehmen möchten, müssen Sie weniger Energie aufnehmen, als Sie verbrauchen. Die Energie, die ein Nahrungsmittel enthält, gibt man in Kilokalorien an. Die Abkürzung für Kilokalorien heißt Kcal. Eine Kilokalorie entspricht 4,2 Kilojoule. Rechts sehen Sie, daß die Nährstoffe unterschiedliche Mengen an Energie enthalten.

1 Gramm Wasser liefert keine Kilokalorien.
1 Gramm Kohlenhydrate liefert 4 Kilokalorien.
1 Gramm Eiweiß liefert ebenfalls 4 Kilokalorien.
1 Gramm Alkohol liefert 7 Kilokalorien.
1 Gramm Fett liefert 9 Kilokalorien.

Als grobe Regel gilt, daß 9000 Nahrungskilokalorien einem Kilogramm Körperfett entsprechen. Wenn Sie innerhalb eines vorgegebenen Zeitraumes 9000 Kilokalorien weniger essen als Sie verbrauchen, nehmen Sie bei deutlichem Übergewicht ein Kilogramm an Fett ab. Am meisten lohnt es sich, Nahrungsmittel einzusparen, die viele Kilokalorien enthalten. Verzichten Sie deshalb bei Übergewicht möglichst oft auf fettreiche Speisen und Alkohol. Wenn Sie deutlich an Gewicht abnehmen möchten, sollten Sie dies mit Ihrem Diabetes-Arzt besprechen. Angestrebt wird zumeist ein Gewichtsverlust von einem halben Kilogramm pro Woche.

Zum Abnehmen bietet sich eine Kost mit rund 1500 Kilokalorien pro Tag an. Ihr Arzt sollte mit Ihnen zusammen festlegen, wie viele Kilokalorien pro Tag Sie essen sollten. Falls Sie auch weniger Kohlenhydrate essen möchten, müssen Sie darauf achten, daß Sie Ihre Insulinbehandlung darauf abstimmen. Wenn Sie weniger KE essen, müssen Sie Ihr Insulin unbedingt entsprechend vermindern, sonst bekommen Sie eine Unterzuckerung.

Ein Gramm ... enthält ... Kalorien

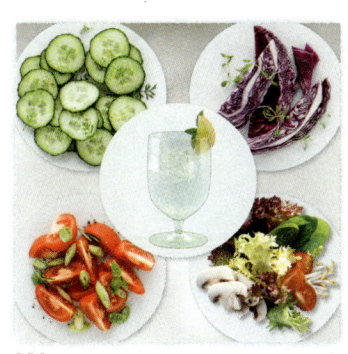

Wasser   **0**

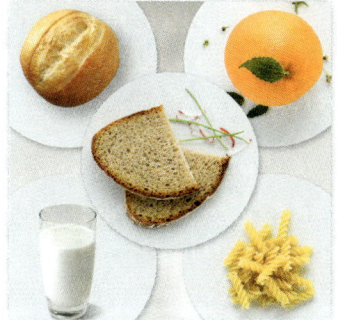

Kohlenhydrate   **4**

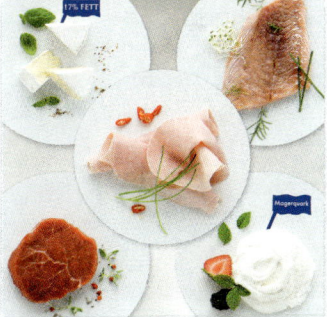

Eiweiß   **4**

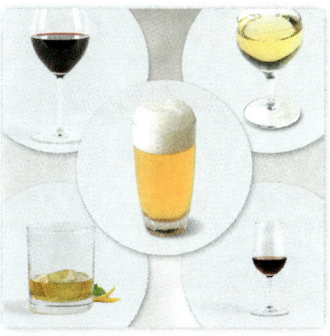

Alkohol   **7**

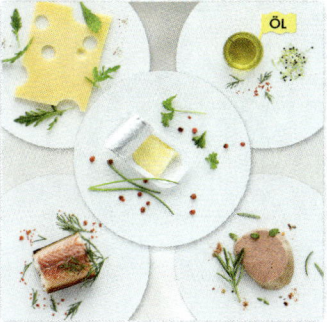

Fett   **9**

Zucker-Ersatz

Süßstoffe:

Wenn Sie etwas süßen möchten, können Sie Süßstoff verwenden. Er hat keinen Nährwert, enthält weder Kohlenhydrate, noch liefert er Kalorien. Zu Süßstoffen zählen Saccharin, Cyclamat, Aspartam und Acesulfam. Neu ist Stevia, das aus einer südamerikanischen Pflanze gewonnen wird und 2011 in Europa zugelassen wurde. Süßstoff ist in üblichen Mengen erwiesenermaßen nicht krebserregend.

Zuckeraustauschstoffe:

Fruchtzucker (= Fruktose), Sorbit und Isomalt sind Zuckeraustauschstoffe. Diese werden in Diät-Nahrungsmitteln und Diabetiker-Produkten verwendet. Manche dieser Produkte können Blähungen und Durchfall hervorrufen. Die EU hat beschlossen, daß diese Produkte nicht mehr angeboten werden.

Zuckeraustauschstoffe haben fast so viele Kalorien wie Haushaltszucker. Vorsicht: In den Nährwert-Angaben der Diät- oder Diabetikerprodukte sind Zuckeraustauschstoffe in den KE mit berechnet, obwohl sie den Blutzucker kaum oder gar nicht erhöhen. Diese Produkte sind bei Ihrer modernen Insulinbehandlung überflüssig.

Zucker-Ersatz

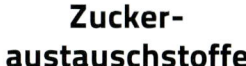

Zucker-austauschstoffe	Süßstoffe
Fruchtzucker **Sorbit** **Isomalt**	**Acesulfam** **Aspartam** **Cyclamat** **Saccharin** **Stevia**

 **Kalorien**

Keine Kalorien

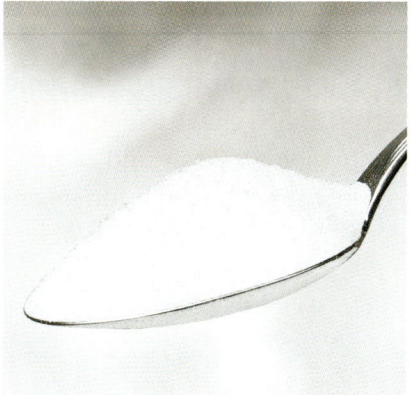

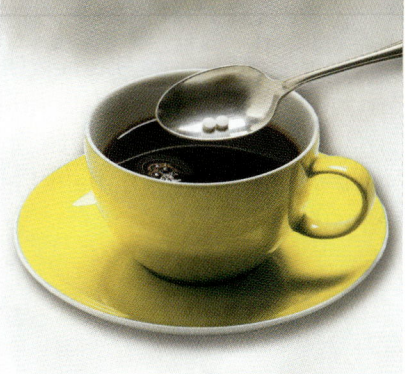

Gute Diabetes-Behandlung

Wir haben über 700 Typ-1-Diabetiker einmal jährlich über drei Jahre nach einem Behandlungs- und Schulungsprogramm (Fünf-Tage-Programm) in zehn Kliniken in Deutschland untersucht. Die Mehrheit von ihnen, über 70 Prozent, mißt regelmäßig mehrfach am Tag den Blutzucker. Gerade diese Patienten haben eine bessere Stoffwechseleinstellung, weil sie ständig anhand der Blutzuckerwerte ihre Insulindosierung an ihren Lebensstil anpassen. Trotz der liberaleren Ernährung haben diese Diabetiker nicht an Gewicht zugenommen.

Obwohl sie einen wesentlich freieren Tagesablauf und eine verbesserte Stoffwechsellage erreichen, haben diese Patienten drei Jahre nach Teilnahme am Behandlungs- und Schulungsprogramm weniger schwere Unterzuckerungen als vorher. Außerdem lagen Typ-1-Diabetiker fast genauso selten im Krankenhaus wie Nichtdiabetiker. Zu einer schweren Unterzuckerung kam es pro Jahr bei etwa zehn Prozent. Mehr als die Hälfte der schweren Unterzuckerungen tritt im Schlaf auf. Sehr häufig können Angehörige schwere Unterzuckerungen erfolgreich mit Glukagon behandeln. Die Mehrzahl der Typ-1-Diabetiker hat keine Probleme mit schweren Hypoglykämien.

In einer englischen Studie (DAFNE-Study) wurde dieser Erfolg erneut bewiesen: Die Patienten hatten bei freier Auswahl ihrer Ernährung eine verbesserte Stoffwechseleinstellung und berichteten über wesentlich mehr Lebensqualität durch die intensivierte Insulinbehandlung.

Insulinanpassung

Um Ihren Tagesablauf möglichst frei gestalten zu können, sollten Sie in der Lage sein, Ihre Insulindosis selbst dem jeweiligen Bedarf anzupassen. Allerdings geht das nur auf der Grundlage regelmäßig durchgeführter Blutzucker-Selbstkontrollen: Bevor Sie zum Beispiel entscheiden können, wieviel Normalinsulin Sie für 3 KE morgens spritzen möchten, müssen Sie wissen, wie hoch Ihr Blutzucker vor dem Frühstück liegt.

Die Selbstanpassung der Insulindosis ist nicht so einfach. Mindestens einmal sollten Sie deshalb an einem Schulungskurs teilgenommen haben, in dem Sie die Anpassung der Insulindosis für Ihre Insulinbehandlung lernen. Früher gaben einige Kliniken den Patienten einen festen Plan mit, der vorschrieb, wie viele Einheiten Normalinsulin sie bei welchen Blutzuckerwerten vor dem Essen spritzen sollten. So einfach läßt sich die Anpassung der Insulindosis nicht in ein Schema pressen. Vor jeder Wahl der Insulindosis ist viel zu bedenken, zum Beispiel wie es zu dem jeweiligen Blutzuckerwert gekommen sein kann, und welches Insulin wahrscheinlich zu diesem Zeitpunkt wirkt. Wir meinen, daß Sie selbst lernen müssen, Ihre Insulindosen vor dem Essen festzulegen. Starre Dosispläne sind ein Rückschritt, der Sie so unmündig macht wie früher üblich.

Auf den nächsten Seiten sehen Sie einige Beispiele für die Anpassung der Insulindosis. Alle Anpassungsbeispiele sind für Human-Normalinsulin und NPH-Verzögerungsinsulin angelegt worden. Falls Sie Analoga verwenden, sollten Sie mit Ihrem Arzt Anpassungsbeispiele diskutieren. Decken Sie die Lösungen ab, und versuchen Sie, selbst die richtigen Antworten zu finden.

Unterzuckerung vormittags

An zwei Tagen hintereinander ist vormittags eine Unterzuckerung aufgetreten.

Datum	Uhrzeit	7:30	10:00	12:30	18:00	23:00	Bemerkungen
10. Juli	KE	4	+2	4	5		10:00 Hypo +2 KE
	BZ mg/dl	130	50	130	110	140	
	BZ mmol/l	7,2	2,8	7,2	6,1	7,8	
	Normalinsulin	12		6	8		
	Verzögerungsinsulin	12				10	

Datum	Uhrzeit	7:00	9:30	12:15	18:30	23:15	Bemerkungen
11. Juli	KE	4	+2	4	5		9:30 Hypo +2 KE
	BZ mg/dl	120	40	140	100	130	
	BZ mmol/l	6,7	2,2	7,8	5,6	7,2	
	Normalinsulin	12		6	8		
	Verzögerungsinsulin	12				10	

Was könnten die Ursachen (Gründe) sein?

Haben Sie sich zum Frühstück in den KE verschätzt?

Haben Sie sich vormittags viel mehr bewegt als sonst?

Haben Sie aus Versehen zuviel Insulin gespritzt?

Wenn die Ursache für die Unterzuckerung klar ist, dann ändern Sie nicht die Insulindosis, sondern vermeiden Sie in Zukunft diese Ursachen.

Wenn aber alle diese Erklärungen nicht zutreffen:

Dann sollten Sie Ihre Insulindosis vermindern, und zwar muß das Insulin vermindert werden, das für die Unterzuckerung vormittags verantwortlich ist:

das morgens gespritzte Normalinsulin.

Ihre morgendliche Dosierung von 3 E Insulin pro KE ist zu hoch. Versuchen Sie es mit 2,5 E pro KE.

Datum	Uhrzeit	7:00	10:00	12:30	18:00	23:00	Bemerkungen
10. Juli	KE	4	+2	4	5		10:00 Hypo +2 KE
	BZ mg/dl	130	50	130	110	140	
	BZ mmol/l	7,2	2,8	7,2	6,1	7,8	
	Normalinsulin	12		6	8		
	Verzögerungsinsulin	12				10	

Datum	Uhrzeit	7:00	9:30	12:15	18:30	23:15	Bemerkungen
11. Juli	KE	4	+2	4	5		9:30 Hypo +2 KE
	BZ mg/dl	120	40	140	100	130	
	BZ mmol/l	6,7	2,2	7,8	5,6	7,2	
	Normalinsulin	12		6	8		
	Verzögerungsinsulin	12				10	

Datum	Uhrzeit	7:00	10:00	12:30			Bemerkungen
12. Juli	KE	4		4			keine Hypo!
	BZ mg/dl	110	120	130			
	BZ mmol/l	6,1	6,7	7,2			
	Normalinsulin	10		6			
	Verzögerungsinsulin	12					

Unterzuckerung nachmittags

Sie haben wegen eines dringenden Termins das Mittagessen ausfallen lassen müssen. Um 14:00 Uhr haben Sie eine Unterzuckerung.

Datum	Uhrzeit	7:30	12:30	14:00	18:00	23:00	Bemerkungen
10. Juli	KE	4		+2	5		
	BZ mg/dl	130	110	50	110	140	14:00 Hypo
	BZ mmol/l	7,2	6,1	2,8	6,1	7,8	+2 KE
	Normalinsulin	8			8		
	Verzögerungsinsulin	12				10	

Der um 12:30 Uhr gemessene Blutzuckerwert belegt, daß die morgens gewählte Normalinsulindosis korrekt war.

Wodurch kann der Abfall des Blutzuckers verursacht worden sein?

Außergewöhnliche körperliche Bewegung kann ausgeschlossen werden.

Aus Versehen zuviel Insulin gespritzt haben Sie auch nicht.

Das Insulin muß vermindert werden, das für die Unterzuckerung verantwortlich ist:

das morgens gespritzte Basalinsulin.

Ihre morgendliche Dosierung von 12 E sollte um zehn Prozent (diese auf gerade Einheiten gerundet) auf 10 E vermindert werden.

Datum	Uhrzeit	7:30	12:30	14:00	18:00	23:00	Bemerkungen
10. Juli	KE	4		+ 2	5		14:00 Hypo
	BZ mg/dl	130	110	50	110	140	+2 KE
	BZ mmol/l	7,2	6,1	2,8	6,1	7,8	
	Normalinsulin	8			8		
	Verzögerungsinsulin	12				10	

Datum	Uhrzeit	7:00	12:30	14:15	18:30	23:15	Bemerkungen
11. Juli	KE	4			5		
	BZ mg/dl	120	100	110	100	130	keine
	BZ mmol/l	6,7	5,6	6,1	5,6	7,2	Hypo!
	Normalinsulin	8			8		
	Verzögerungsinsulin	10				10	

Datum	Uhrzeit	7:00	12:30	14:00			Bemerkungen
12. Juli	KE	4					
	BZ mg/dl	110	130	120			keine
	BZ mmol/l	6,1	7,2	6,7			Hypo!
	Normalinsulin	8					
	Verzögerungsinsulin	10					

Unterzuckerung abends

An zwei Abenden hintereinander ist eine Unterzuckerung aufgetreten.

Datum	Uhrzeit	7:15	12:00	18:30	20:30	23:00	Bemerkungen
1. Mai	KE	4	3	4	+2		
	BZ mg/dl	140	100	110	50	130	20:30 Hypo
	BZ mmol/l	7,8	5,6	6,1	2,8	7,2	+2 KE
	Normalinsulin	8	4	8			
	Verzögerungsinsulin	12				10	

Datum	Uhrzeit	7:00	12:30	18:00	20:15	23:15	Bemerkungen
2. Mai	KE	4	3	4	+2		
	BZ mg/dl	130	110	120	40	130	20:15 Hypo
	BZ mmol/l	7,2	6,1	6,7	2,2	7,2	+2 KE
	Normalinsulin	8	4	8			
	Verzögerungsinsulin	12				10	

Was könnten die Ursachen (Gründe) sein?

Haben Sie sich zum Abendessen in den KE verschätzt?

Haben Sie sich abends viel mehr bewegt als sonst?

Haben Sie aus Versehen zuviel Insulin gespritzt?

Wenn die Ursache für die Unterzuckerung klar ist, dann ändern Sie nicht die Insulindosis, sondern vermeiden Sie in Zukunft diese Ursachen.

Wenn aber alle diese Erklärungen nicht zutreffen:

Dann sollten Sie Ihre Insulindosis vermindern, und zwar muß das Insulin vermindert werden, das für die Unterzuckerung abends verantwortlich ist:

das vor dem Abendessen gespritzte Normalinsulin.

Versuchen Sie es mit 1,5 E pro KE.

Datum	Uhrzeit	7:15	12:00	18:30	20:30	23:00	Bemerkungen
1. Mai	KE	4	3	4	+2		20:30 Hypo +2 KE
	BZ mg/dl	140	100	110	50	130	
	BZ mmol/l	7,8	5,6	6,1	2,8	7,1	
	Normalinsulin	8	4	8			
	Verzögerungsinsulin	12				10	

Datum	Uhrzeit	7:00	12:30	18:00	20:15	23:15	Bemerkungen
2. Mai	KE	4	3	4	+2		20:15 Hypo +2 KE
	BZ mg/dl	130	110	120	40	130	
	BZ mmol/l	7,2	6,1	6,7	2,2	7,2	
	Normalinsulin	8	4	8			
	Verzögerungsinsulin	12				10	

Datum	Uhrzeit	7:00	12:30	18:00	23:00	Bemerkungen
3. Mai	KE	4	3	4		keine Hypo!
	BZ mg/dl	130	130	90	140	
	BZ mmol/l	7,2	7,2	5,0	7,8	
	Normalinsulin	8	4	6		
	Verzögerungsinsulin	12			10	

Unterzuckerung in der Nacht

In der Nacht ist eine Unterzuckerung aufgetreten. Sie sind schweißnaß aufgewacht und haben ein Fruchtsaftgetränk und eine halbe Scheibe Brot zu sich genommen.

Datum	Uhrzeit	6:30	12:30	18:00	23:00	Bemerkungen
10. Juni	KE	4	6	6		
	BZ mg/dl	80	110	90	130	
	BZ mmol/l	4,4	6,1	5,0	7,2	
	Normalinsulin	8	6	8		
	Verzögerungsinsulin	10			12	

Datum	Uhrzeit	2:30	6:45			Bemerkungen
11. Juni	KE	+2	4			*aufgewacht mit*
	BZ mg/dl	50	110			*Hypo 2:30*
	BZ mmol/l	2,8	6,1			*+2 KE*
	Normalinsulin		8			
	Verzögerungsinsulin		10			

Was können die Ursachen (Gründe) sein?

Haben Sie am 10. Juni abends Sport betrieben, ohne vorzubeugen?

Haben Sie an diesem Abend zuviel Alkohol getrunken?

Wenn einer dieser Gründe zutrifft, dann brauchen Sie Ihre Insulindosis nicht zu ändern.

Wenn keine der möglichen Erklärungen zutrifft, müssen Sie gleich am nächsten Tag spätabends zehn Prozent weniger Verzögerungsinsulin spritzen (diese auf eine gerade Zahl aufrunden). In diesem Beispiel wird das Verzögerungsinsulin um zwei Einheiten vermindert.

Datum	Uhrzeit	6:30	12:30	18:00	23:00		Bemerkungen
10. Juni	KE	4	6	6			
	BZ mg/dl	80	110	90	130		
	BZ mmol/l	4,4	6,1	5,0	7,2		
	Normalinsulin	8	6	8			
	Verzögerungsinsulin	10			12		

Datum	Uhrzeit	2:30	6:45	13:00	19:00	23:00	Bemerkungen
11. Juni	KE	+2	4	6	6		aufgewacht mit Hypo 2:30 +2 KE
	BZ mg/dl	50	110	130	120	130	
	BZ mmol/l	2,8	6,1	7,2	6,7	7,2	
	Normalinsulin		8	6	8		
	Verzögerungsinsulin		10			10	

Datum	Uhrzeit	2:00	7:00			Bemerkungen
12. Juni	KE		4			
	BZ mg/dl	110	120			keine Hypo!
	BZ mmol/l	6,1	6,7			
	Normalinsulin		8			
	Verzögerungsinsulin		10			

Morgens früh Kopfschmerzen

Sonst sind Ihre Blutzuckerwerte morgens immer gut, am 2. April haben Sie Kopfschmerzen und sind nass geschwitzt.

Datum	Uhrzeit	6:45	12:30	19:00	23:00		Bemerkungen
1. April	KE	4	6	6			
	BZ mg/dl	110	120	100	130		
	BZ mmol/l	6,1	6,7	5,6	7,2		
	Normalinsulin	8	6	8			
	Verzögerungsinsulin	12			16		

Datum	Uhrzeit	6:15					Bemerkungen
2. April	KE						6:15 Uhr
	BZ mg/dl	100					nass geschwitzt
	BZ mmol/l	5,6					Kopfschmerzen
	Normalinsulin						
	Verzögerungsinsulin						

Was können die Ursachen (Gründe) sein?

Oder ist der Blutzuckerspiegel nach einer Unterzuckerung in der Nacht wieder auf normale Werte gestiegen?

Der normale Blutzucker schließt nicht sicher aus, daß Sie in der Nacht eine Unterzuckerung hatten. Vermindern Sie versuchsweise spätabends das Verzögerungsinsulin um zehn Prozent (diese auf eine gerade Zahl aufrunden). Messen Sie in der Nacht einen Blutzuckerwert.

Datum	Uhrzeit	6:45	12:30	19:00	23:00		Bemerkungen
1. April	KE	4	6	6			
	BZ mg/dl	110	120	100	130		
	BZ mmol/l	6,1	6,7	5,6	7,2		
	Normalinsulin	8	6	8			
	Verzögerungsinsulin	12			16		

Datum	Uhrzeit	6:15	12:45	19:15	23:00		Bemerkungen
2. April	KE	4	6	6			6:15 Uhr
	BZ mg/dl	100	130	100	140		nass geschwitzt
	BZ mmol/l	5,6	7,2	5,6	7,8		Kopfschmerzen
	Normalinsulin	8+3	6	8			
	Verzögerungsinsulin	12		14			

Datum	Uhrzeit	3:00	7:00				Bemerkungen
3. April	KE		4				
	BZ mg/dl	100	130				keine
	BZ mmol/l	5,6	7,2				Kopfschmerzen
	Normalinsulin		8				
	Verzögerungsinsulin		12				

Hoher Blutzucker mittags

An zwei Tagen hintereinander sind erhöhte Blutzuckerwerte vor dem Mittagessen aufgetreten. Deshalb wurden vor dem Mittagessen jeweils zwei Einheiten mehr gespritzt.

Datum	Uhrzeit	7:00	12:00	19:30	23:30	Bemerkungen
22. Juni	KE	4	4	6		
	BZ mg/dl	100	200	120	130	
	BZ mmol/l	5,6	11,1	6,7	7,2	
	Normalinsulin	8	6+2	8		
	Verzögerungsinsulin	10			12	

Datum	Uhrzeit	7:30	12:30	19:00	23:00	Bemerkungen
23. Juni	KE	4	4	6		
	BZ mg/dl	120	220	110	140	
	BZ mmol/l	6,7	12,2	6,1	7,8	
	Normalinsulin	8	6+2	8		
	Verzögerungsinsulin	10			12	

Woran können die erhöhten Werte gelegen haben?

Haben Sie sich beim Frühstück in den KE verschätzt?

Haben Sie sich weniger bewegt als sonst?

Wenn Sie keine Ursache finden, spritzen Sie vielleicht zu wenig Normalinsulin vor dem Frühstück.

Versuchen Sie es mit 2,5 E pro KE.

Wenn Sie morgens das Insulin schon sehr früh spritzen, kann ein schlechter Wert vor dem Mittagessen auch durch zu wenig Verzögerungsinsulin bedingt sein. Bevor Sie die Dosis des Verzögerungsinsulins erhöhen, sollten Sie aber immer ausprobieren, ob Sie nicht auf andere Weise bessere Werte vor dem Mittagessen erreichen können.

Datum	Uhrzeit	7.00	12.00	19:30	23:30		Bemerkungen
22. Juni	KE	4	4	6			
	BZ mg/dl	100	200	120	130		
	BZ mmol/l	5,6	11,1	6,7	7,2		
	Normalinsulin	8	6+2	8			
	Verzögerungsinsulin	10			12		

Datum	Uhrzeit	7:30	12:30	19:00	23:00		Bemerkungen
23. Juni	KE	4	4	6			
	BZ mg/dl	120	220	110	140		
	BZ mmol/l	6,7	12,2	6,1	7,8		
	Normalinsulin	8	6+2	8			
	Verzögerungsinsulin	10			12		

Datum	Uhrzeit	7.00	12:30				Bemerkungen
24. Juni	KE	4	4				
	BZ mg/dl	110	120				
	BZ mmol/l	6,1	6,7				
	Normalinsulin	10	6				
	Verzögerungsinsulin	10					

Hoher Blutzucker spät abends

An zwei Tagen hintereinander sind erhöhte Blutzuckerwerte vor dem Schlafengehen aufgetreten.

Datum	Uhrzeit	7:30	12:30	19:00	23:00		Bemerkungen
11. Feb.	KE	4	5	4			
	BZ mg/dl	130	90	120	200		
	BZ mmol/l	7,2	5,0	6,7	11,1		
	Normalinsulin	8	5	8			
	Verzögerungsinsulin	10			10		

Datum	Uhrzeit	7:45	12:15	19:00	23:00		Bemerkungen
12. Feb.	KE	4	5	4			
	BZ mg/dl	150	100	110	210		
	BZ mmol/l	8,3	5,6	6,1	11,7		
	Normalinsulin	8	5	8			
	Verzögerungsinsulin	10			10		

Woran kann das liegen?

Haben Sie sich abends in den KE verschätzt?

Haben Sie sich weniger bewegt als üblich?

Wenn Sie keine Ursache finden, sollten Sie die Dosis Ihres Normalinsulins vor dem Abendessen erhöhen: Versuchen Sie es mit 2,5 E pro KE. Vergessen Sie nicht, den Blutzuckerwert vor dem Schlafengehen zu kontrollieren.

Datum	Uhrzeit	7:30	12:30	19:00	23:00		Bemerkungen
11. Feb.	KE	4	5	4			
	BZ mg/dl	130	90	120	200		
	BZ mmol/l	7,2	5,0	6,7	11,1		
	Normalinsulin	8	5	8			
	Verzögerungsinsulin	10			10		

Datum	Uhrzeit	7:45	12:15	19:00	23:00		Bemerkungen
12. Feb.	KE	4	5	4			
	BZ mg/dl	150	100	110	210		
	BZ mmol/l	8,3	5,6	6,1	11,7		
	Normalinsulin	8	5	8			
	Verzögerungsinsulin	10			10		

Datum	Uhrzeit	7:30	12:00	19:00	23:00	2:00	Bemerkungen
13. Feb.	KE	4	5	4			
	BZ mg/dl	120	100	110	120	130	
	BZ mmol/l	6,7	5,6	6,1	6,7	7,2	
	Normalinsulin	8	5	10			
	Verzögerungsinsulin	10			8		

Datum	Uhrzeit	7:45	12:00	19:00	23:00	2:00	Bemerkungen
14. Feb.	KE	4	5	4			
	BZ mg/dl	130	100	110	120	130	
	BZ mmol/l	7,2	5,6	6,1	6,7	7,2	
	Normalinsulin	8	5	10			
	Verzögerungsinsulin	10			8		

Durch die zehn Einheiten Normalinsulin für vier KE vor dem Abendessen liegt der Blutzucker vor dem Schlafengehen bei 120 mg/dl (6,7 mmol/l). Deshalb wurde vorsichtshalber das Verzögerungsinsulin zur Nacht um 10 % von zehn auf acht Einheiten vermindert.

Hoher Blutzucker abends

Immer wieder messen Sie erhöhte Blutzuckerwerte vor dem Abendessen. Die übrigen Werte haben Sie gut im Griff, doch vor dem Abendessen klappt es nicht.

Datum	Uhrzeit	6:00	12:30	15:45	18:00	23:00	Bemerkungen
1. Sep.	KE	3	3		3		
	BZ mg/dl	100	110	140	190	130	
	BZ mmol/l	5,6	6,1	7,8	10,6	7,2	
	Normalinsulin	6	4		4+2		
	Verzögerungsinsulin	10				10	

Datum	Uhrzeit	6:15	12:30	16:00	18:15	23:00	Bemerkungen
2. Sep.	KE	3	3		3		
	BZ mg/dl	120	110	150	210	140	
	BZ mmol/l	6,7	6,1	8,3	11,7	7,8	
	Normalinsulin	6	4		4+2		
	Verzögerungsinsulin	10				10	

Woran kann dies liegen?

Haben Sie sich mittags in den KE verschätzt oder sich nachmittags weniger als üblich bewegt? Wenn diese Ursachen nicht zutreffen, sollten Sie die Insulinbehandlung überdenken. Das Normalinsulin mittags können Sie nicht erhöhen, weil sonst nachmittags Unterzuckerungen auftreten können.

Rechts sehen Sie zwei Lösungsmöglichkeiten:
1. Regelmäßig nachmittags Normalinsulin spritzen (in diesem Beispiel vier Einheiten Normalinsulin um 15:00 Uhr spritzen, oberes Tagebuch) und eine Zwischenmahlzeit einnehmen.

2. Regelmäßig mittags wenige Einheiten Verzögerungsinsulin spritzen (in diesem Beispiel vier Einheiten, unteres Tagebuch), um bis zum Abendessen genügend Insulin im Blut zu haben.

1.

Datum	Uhrzeit	6:00	12:30	15:45	18:00	23:00	Bemerkungen
1. Sep.	KE	3	3		3		
	BZ mg/dl	100	110	140	190	130	
	BZ mmol/l	5,6	6,1	7,8	10,6	7,2	
	Normalinsulin	6	4		4+2		
	Verzögerungsinsulin	10				10	

Datum	Uhrzeit	6:15	12:30	16:00	18:15	23:00	Bemerkungen
2. Sep.	KE	3	3		3		
	BZ mg/dl	120	110	150	210	140	
	BZ mmol/l	6,7	6,1	8,3	11,7	7,8	
	Normalinsulin	6	4		4+2		
	Verzögerungsinsulin	10				10	

Datum	Uhrzeit	6:15	12:15	15:00	18:15	23:00	Bemerkungen
3. Sep.	KE	3	3	2	3		
	BZ mg/dl	120	110	120	100	130	
	BZ mmol/l	6,7	6,1	6,7	5,6	7,2	
	Normalinsulin	6	4	4	4		
	Verzögerungsinsulin	10				10	

2.

Datum	Uhrzeit	6:00	12:30	15:45	18:00	23:00	Bemerkungen
1. Sep.	KE	3	3		3		
	BZ mg/dl	100	110	140	190	130	
	BZ mmol/l	5,6	6,1	7,8	10,6	7,2	
	Normalinsulin	6	4		4+2		
	Verzögerungsinsulin	10				10	

Datum	Uhrzeit	6:15	12:30	16:00	18:15	23:00	Bemerkungen
2. Sep.	KE	3	3		3		
	BZ mg/dl	120	110	150	210	140	
	BZ mmol/l	6,7	6,1	8,3	11,7	7,8	
	Normalinsulin	6	4		4+2		
	Verzögerungsinsulin	10				10	

Datum	Uhrzeit	6:00	12:30	15:00	18:15	23:00	Bemerkungen
3. Sep.	KE	3	3		3		
	BZ mg/dl	120	110	120	100	130	
	BZ mmol/l	6,7	6,1	6,7	5,6	7,2	
	Normalinsulin	6	4		4		
	Verzögerungsinsulin	10	4			10	

Insulindosis-Anpassung

Als Faustregel können Sie sich merken, daß eine Einheit Insulin den Blutzucker um zirka 30 mg/dl (1–2 mmol/l) senkt. Aber Vorsicht: Bei niedrigem Blutzucker wirkt Insulin stärker als bei hohen Werten.

Beachten Sie, daß größere Insulindosen länger wirken als geringe Dosen. Bei aller Liberalität der Diät: Sehr große Mengen an Kohlenhydraten mit Normalinsulin abzudecken, gelingt nicht immer, weil viel Insulin länger wirkt als eine geringere Dosis. Aus diesem Grund kommt es einige Zeit nach der Injektion großer Mengen Normalinsulins zu Hypoglykämien.

Zusammengefaßt aus den Erfahrungen vieler Typ-1-Diabetiker weiß man, daß zum Frühstück pro KE etwas mehr Insulin nötig ist (zirka zwei Einheiten pro KE) als zum Mittag- und Abendessen (zirka eine bis eineinhalb Einheiten pro KE).

Erhöhen Sie nicht die Insulindosis wegen hoher Blutzuckerwerte nach dem Essen, obwohl die Werte vor der nächsten Mahlzeit gut sind. Werte nach dem Essen brauchen Sie nicht zu messen. Es genügt, wenn Sie durch das Normalinsulin zur Mahlzeit gute Blutzuckerwerte vor der nächsten Mahlzeit erzielen.

Bevor Sie das Verzögerungsinsulin erhöhen, sollten Sie gut nachdenken. Manche Patienten erhöhen das Verzögerungsinsulin immer wieder, so daß sie kaum noch Normalinsulin zu den Mahlzeiten benötigen. Die Vorteile der flexiblen Insulinbehandlung gehen damit verloren.

Wir können Ihnen hier nur Anhaltswerte für die Insulindosis-Anpassung geben. Ihren persönlichen Einheitenbedarf müssen Sie durch eigene Blutzuckermessungen ermitteln.

Ein Beispiel

Hier sehen Sie drei Tage aus einem Diabetes-Tagebuch. Der Inhaber des Tagebuchs spritzt das Normalinsulin dreimal täglich. Nach dem Aufstehen und zum Schlafengehen spritzt er Verzögerungsinsulin. Die Menge Normalinsulin dosiert er nach der Höhe des Blutzuckers vor dem Essen und nach der Menge der Kohlenhydrate, die er essen möchte.

Datum	Uhrzeit	6:30	13:30	19:00	23:00		Bemerkungen
20. März	KE	5	3	7			
	BZ mg/dl	110	90	140	130		
	BZ mmol/l	6,1	5,0	7,8	7,2		
	Normalinsulin	10	3	9			
	Verzögerungsinsulin	12			12		

Datum	Uhrzeit	7:00	13:30	19:30	23:00		Bemerkungen
21. März	KE	4	5	5			
	BZ mg/dl	120	200	80	130		
	BZ mmol/l	6,7	11,1	4,4	7,2		
	Normalinsulin	8	5+2	6			
	Verzögerungsinsulin	12			12		

Datum	Uhrzeit	7:30	12:30	19:00	23:15		Bemerkungen
22. März	KE	3	5	6			
	BZ mg/dl	100	120	90	140		
	BZ mmol/l	5,6	6,7	5,0	7,8		
	Normalinsulin	6	5	8			
	Verzögerungsinsulin	12			12		

Am 21. März hat er um 13:30 Uhr zwei Einheiten Normalinsulin zusätzlich gespritzt, weil er vor dem Essen einen zu hohen Blutzucker gemessen hat.

Körperliche Bewegung

Wenn ein Nichtdiabetiker sich wesentlich mehr bewegt als sonst, wenn er zum Beispiel radfährt, verbrennen seine Muskeln viel mehr Glukose. Die Verbrennung von Glukose liefert Energie für die Muskeln. Woher kommt die Glukose für die Muskelzellen? Im Muskel selbst sind nur wenige Vorräte vorhanden, deshalb muß über das Blut Glukose herangeschafft werden. In der Leber wird Glukose in Form von Glykogen gespeichert. Rechts im Bild ist in der Leber der Glykogenvorrat als weißer Stapel von Zuckerstückchen zu sehen. Bei körperlicher Bewegung kann dieser Vorrat an das Blut abgegeben werden. So ist es möglich, daß die Muskeln sehr viel Zucker verbrennen können, ohne daß ein Nichtdiabetiker bei Bewegung dauernd essen muß.

Funktionieren kann dies alles nur, weil beim Sport weniger Insulin von den Inselzellen der Bauchspeicheldrüse abgegeben wird. Weniger Insulin erlaubt der Leber, mehr Glukose an das Blut abzugeben. Aber, so könnten Sie einwenden, dann fehlt doch Insulin, um die Muskelzellen für den Einstrom von Glukose aufzuschließen. Dies ist nicht so, denn bei Bewegung kann die Aufnahme von Glukose in die Muskelzellen auch ohne zusätzliches Insulin erheblich gesteigert werden. Rechts ist dies dargestellt durch die beiden geöffneten Zellen ohne Schlüssel.

Bei körperlicher Bewegung wird normalerweise deutlich weniger Insulin freigesetzt, um den Fluß von Glukose aus der Leber zu den Muskelzellen zu ermöglichen.

Körperliche Bewegung

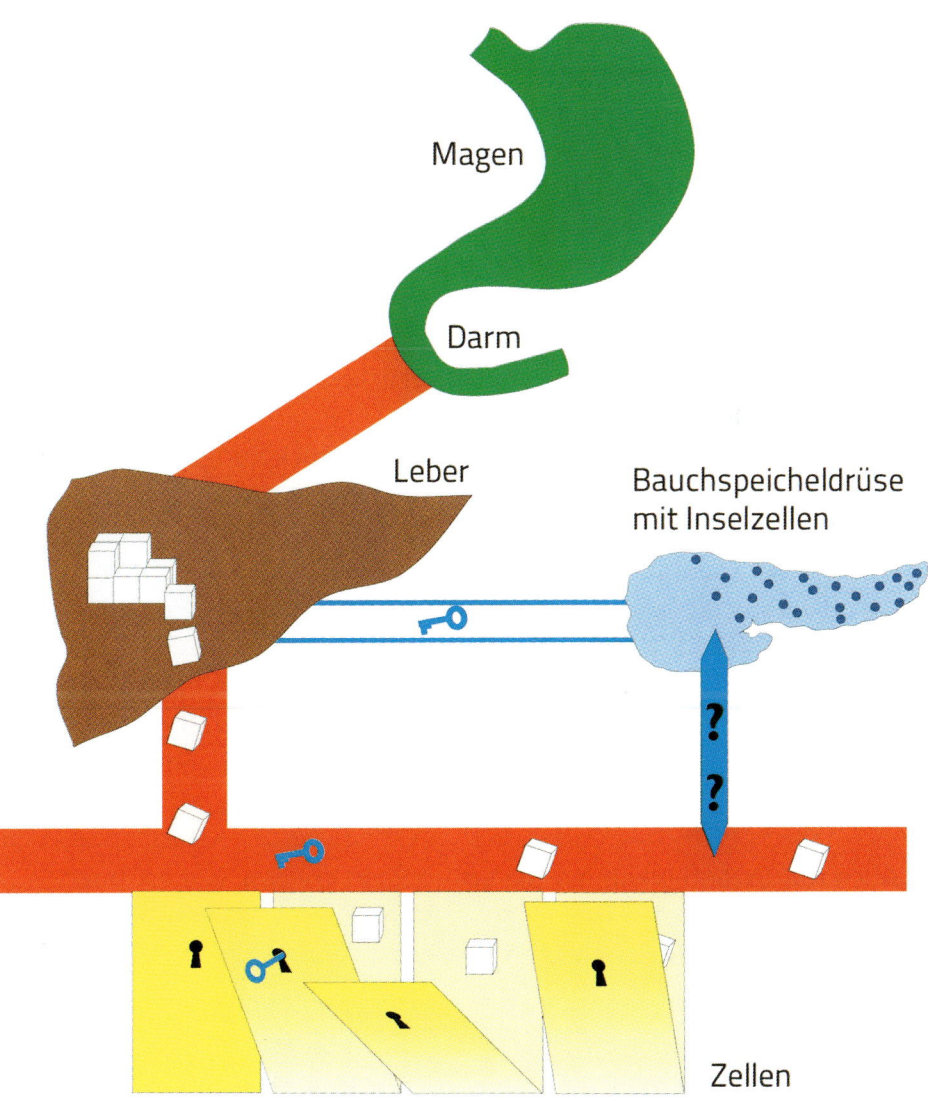

Magen

Darm

Leber

Bauchspeicheldrüse
mit Inselzellen

?
?

Zellen

Bewegung bei Insulintherapie

Im Bild rechts ist dargestellt, wie es zu einer Hypoglykämie kommt, wenn vor körperlicher Bewegung die Insulindosis nicht vermindert wird. Die Muskelzellen verbrennen viel Glukose. Es wird nötig, daß die Leber ihre Zuckerreserven ans Blut abgibt. Eigentlich müßte nun das Insulin im Blut vermindert werden, damit die Leber aus ihrem Glykogenvorrat Glukose an das Blut abgeben kann. Das bereits gespritzte Insulin läßt sich aber nicht mehr vermindern und deshalb kann die Leber nicht genug Zucker ins Blut abgeben. Die Muskeln verbrennen sehr viel Glukose, die genau wie beim Nichtdiabetiker ohne zusätzliches Insulin in die Zellen strömen kann (dargestellt rechts durch die beiden geöffneten Zellen ohne Schlüssel). Dadurch sinkt der Blutzucker erheblich ab. Es kommt zu einer Unterzuckerung.

Aber nicht nur durch Sport können Sie Unterzuckerungen bekommen. Immer wenn Sie sich erheblich mehr bewegen als sonst, müssen Sie einer Unterzuckerung vorbeugen. Beispiele dafür sind: großer Hausputz, Umzug, Gartenarbeit oder Tanzen. Planen Sie im voraus außergewöhnliche Bewegung ein:

Entweder spritzen Sie weniger Insulin (wieviel ungefähr, erfahren Sie auf den nächsten Seiten) oder Sie essen vor, während und nach kurzdauernder Bewegung mehr blutzuckererhöhende Kohlenhydrate.

Auch mit Diabetes können Sie soviel Sport treiben, wie es Ihnen Spaß macht. Selbst Leistungssport ist möglich. Viele Weltklassesportler mit Diabetes haben das bewiesen.

Unterzuckerung

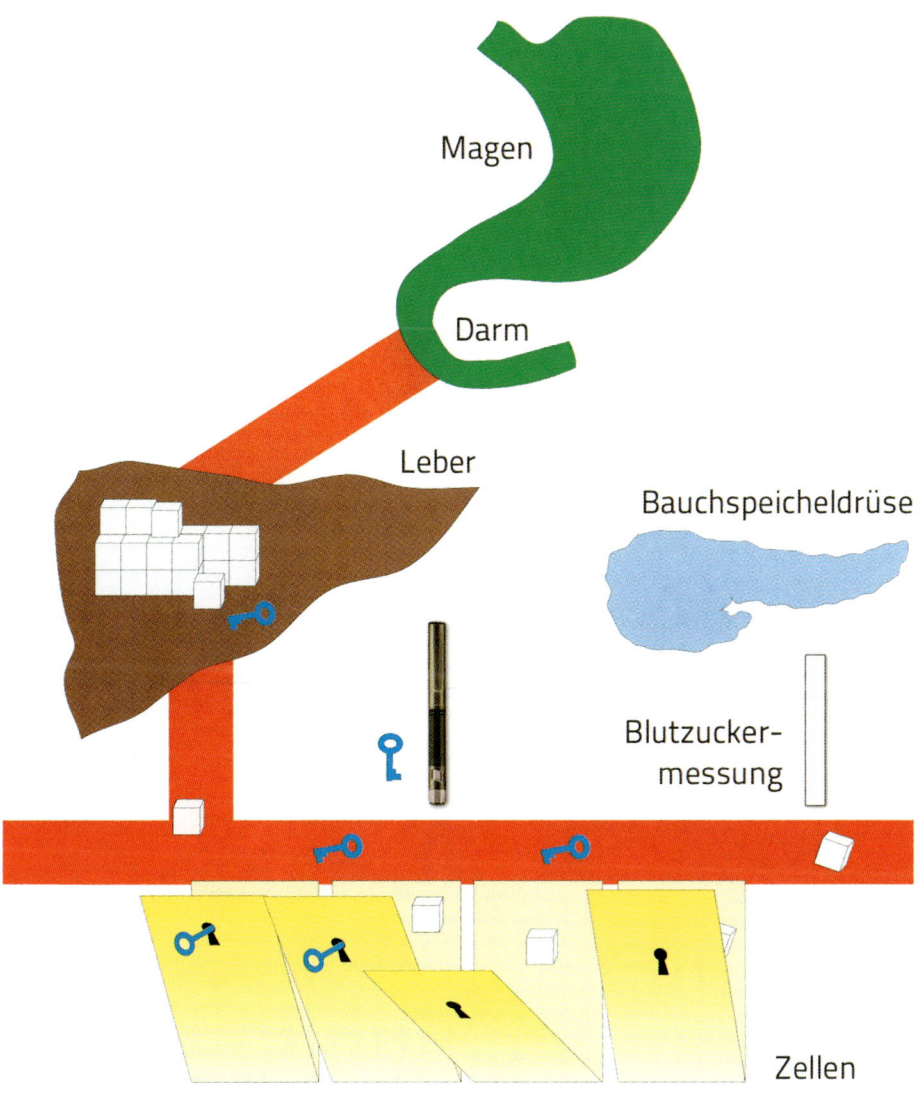

Magen

Darm

Leber

Bauchspeicheldrüse

Blutzucker-
messung

Zellen

Ein Fußballspiel

Sie möchten nach dem Abendessen Fußball spielen. Ihr Blutzucker vor dem Abendessen liegt bei 120 mg/dl (6,7 mmol/l).

Wie können Sie einer Unterzuckerung vorbeugen?

Datum	Uhrzeit	7:30	13:00	18:30	23:00		Bemerkungen
11. April	KE	3	7	4			
	BZ mg/dl	110	100	130	140		
	BZ mmol/l	6,1	5,6	7,2	7,8		
	Normalinsulin	6	7	6			
	Verzögerungsinsulin	10			10		

Datum	Uhrzeit	7:45	13:30	18:00			Bemerkungen
12. April	KE	4	6	4			
	BZ mg/dl	130	150	120			
	BZ mmol/l	7,2	8,3	6,7			
	Normalinsulin	8	6				
	Verzögerungsinsulin	10					

Insulindosis anpassen

Bei kurzzeitiger körperlicher Bewegung (wie z. B. einem Fußball-spiel) spritzen Sie vor dem Abendessen nur die Hälfte Ihrer gewohnten Normalinsulindosis. Vorbeugend verringern Sie auch die Dosis des Verzögerungsinsulins spätabends um zwei Einheiten, damit Sie nachts keine Unterzuckerung bekommen.

Datum	Uhrzeit	7:30	13:00	18:30	23:00		Bemerkungen
11. April	KE	3	7	4			
	BZ mg/dl	110	100	130	140		
	BZ mmol/l	6,1	5,6	7,2	7,8		
	Normalinsulin	6	7	6			
	Verzögerungsinsulin	10			10		

Datum	Uhrzeit	7:45	13:30	18:00	23:00		Bemerkungen
12. April	KE	4	6	4			
	BZ mg/dl	130	150	120	130		19:00 Fußball
	BZ mmol/l	7,2	8,3	6,7	7,2		
	Normalinsulin	8	6	3			
	Verzögerungsinsulin	10			8		

Es wäre schön, wenn man vorhersagen könnte, wie weit der Blut-zucker zum Beispiel durch Fußballspielen abfällt und wieviel Sie vorbeugend essen sollten. Leider kann man das nicht. Wie weit Ihr Blutzucker beim Sport abfallen wird, hängt vor allem davon ab, wie sehr Sie sich bewegen.

Eine Tageswanderung

Am 13. Oktober nach dem Frühstück möchten Sie zu einer Tageswanderung aufbrechen.

Wie können Sie die Insulinanpassung bei einer langdauernden körperlichen Anstrengung planen?

Datum	Uhrzeit	7:00	12:30	19:00	23:00		Bemerkungen
12. Okt.	KE	4	6	6			
	BZ mg/dl	120	100	130	140		
	BZ mmol/l	6,7	5,6	7,2	7,8		
	Normalinsulin	8	6	8			
	Verzögerungsinsulin	12			12		

Datum	Uhrzeit	7:00					Bemerkungen
13. Okt.	KE						
	BZ mg/dl	130					Tages-wanderung
	BZ mmol/l	7,2					
	Normalinsulin						
	Verzögerungsinsulin						

Insulinanpassung

Am 13. Oktober nach dem Frühstück brechen Sie zu einer Tageswanderung auf. Vorbeugend haben Sie die Insulindosis morgens auf die Hälfte der üblichen Menge vermindert, und zwar beide Insuline, denn sowohl während der Wirkungsdauer des Normalinsulins als auch des Verzögerungsinsulins ist außergewöhnliche Bewegung geplant. Auch die Menge des Normalinsulins mittags haben Sie auf die Hälfte verringert.

Richtig haben Sie auch am Abend nach der Wanderung die abendlichen Insulindosen vorsichtshalber vermindert, um einer nächtlichen Unterzuckerung vorzubeugen. Auch am nächsten Vormittag kann nach starker körperlicher Anstrengung der Insulinbedarf noch verringert sein, deshalb haben Sie Ihre Insulindosen am 14. Oktober ebenfalls (aber geringer) vermindert.

Datum	Uhrzeit	7:00	12:30	19:00	23:00		Bemerkungen
12. Okt.	KE	4	6	6			
	BZ mg/dl	120	100	130	140		
	BZ mmol/l	6,7	5,6	7,2	7,8		
	Normalinsulin	8	6	8			
	Verzögerungsinsulin	12			12		

Datum	Uhrzeit	7:00	12:30	18:30	23:30		Bemerkungen
13. Okt.	KE	4	6	6			
	BZ mg/dl	130	100	110	140		Tages-
	BZ mmol/l	7,2	5,6	6,1	7,8		wanderung
	Normalinsulin	4	3	4			
	Verzögerungsinsulin	6			8		

Datum	Uhrzeit	2:30	7:30				Bemerkungen
14. Okt.	KE		4				
	BZ mg/dl	130	110				
	BZ mmol/l	7,2	6,1				
	Normalinsulin		6				
	Verzögerungsinsulin		10				

Was tun beim Sport?

Eine Stunde Schwimmen:
Messen Sie vorher Ihren Blutzucker. Ausgehend von normalen Blutzuckerwerten sollten Sie vor dem Schwimmen zwei KE essen. Unterzuckerungen im Schwimmbad können gefährlich werden, deshalb sollten Sie ausreichend wasserdicht verpackte Kohlenhydrate bei sich führen.

Zwei Stunden Dauerlauf nach dem Frühstück:
Sie sollten morgens erheblich weniger Normalinsulin spritzen (höchstens die Hälfte der sonst üblichen Menge). Vergessen Sie nicht, auch nach dem Sport den Blutzucker zu messen und blutzuckererhöhende Kohlenhydrate zu essen.

Turnstunde (45 Minuten); Circuit-Training:
Essen Sie vorher zwei KE, und nehmen Sie unbedingt Traubenzucker mit.

1000-Meter-Lauf:
Vorher zum Beispiel ein Glas Orangensaft trinken.

Bei hohem Blutzucker:
Wenn Ihr Diabetes schwer entgleist ist, wenn Sie also einen sehr hohen Blutzucker und viel Azeton im Urin haben, fällt der Blutzucker durch den Sport nicht mehr. Den Muskeln fehlt die kleine Menge Insulin, die nötig ist, um den Zucker in die Muskelzellen hineinzubekommen. Bei einer schweren Entgleisung sind Sie krank und brauchen Ruhe; zuviel Bewegung würde Ihre Stoffwechsellage noch weiter verschlechtern. Statt Sport zu treiben, sollten Sie sich das Kapitel über die schwere Entgleisung des Stoffwechsels durchlesen und sich entsprechend verhalten.

Eine Reise nach New York

Auf Reisen sollten Sie einen ausreichenden Vorrat aller Materialien für die Selbstkontrolle und Insulinbehandlung mitnehmen. Erkundigen Sie sich aber auch, welche Insuline im Reiseland notfalls verfügbar sind. Verstauen Sie Ihr Insulin immer im Handgepäck. Auch wenn Sie einen Pen oder eine Insulinpumpe verwenden, sollten Sie vorsichtshalber Insulinspritzen mitnehmen, um bei einem Verlust oder Ausfall der Geräte Insulin spritzen zu können.

Zeitverschiebung bei Flugreisen:

Sie möchten von Köln nach New York fliegen.

Wie können Sie die Insulindosis anpassen?

Datum	Uhrzeit	7:00	13:00	19:00	23:00			Bemerkungen
1. Nov.	KE	4	4	6				
	BZ mg/dl	110	130	120	130			
	BZ mmol/l	6,1	7,2	6,7	7,2			
	Normalinsulin	8	4	8				
	Verzögerungsinsulin	10			10			

Datum	Uhrzeit	7:00	13:30	18:00	21:00*			Bemerkungen
2. Nov.	KE	4	4	6				*Ankunft New York 15:00 (=21:00 Köln)
	BZ mg/dl	120	120	150	120			
	BZ mmol/l	6,7	6,7	8,3	6,7			
	Normalinsulin	8	4	8				
	Verzögerungsinsulin	10						

Hinflug nach New York

Bis zur Ankunft behandeln Sie sich wie üblich. Dann müssen Sie sechs Stunden überbrücken. Sie kommen zum Beispiel um 21:00 Uhr nach deutscher Zeit an, dort ist es erst 15:00 Uhr. Überbrücken Sie die Zeitverschiebung mit Mahlzeiten, vor denen Sie entsprechend der Blutzuckerwerte und der geschätzten KE Normalinsulin spritzen. Vor dem Schlafengehen sollten Sie erneut den Blutzucker kontrollieren und Ihr abendliches Verzögerungs insulin spritzen. Geschickt haben Sie so die Lücke von sechs gewonnenen Stunden überbrückt.

Datum	Uhrzeit	7:00	13:00	19:00	23:00			Bemerkungen
1. Nov.	KE	4	4	6				
	BZ mg/dl	110	130	120	130			
	BZ mmol/l	6,1	7,2	6,7	7,2			
	Normalinsulin	8	4	8				
	Verzögerungsinsulin	10			10			

Datum	Uhrzeit	7:00	13:30	18:00	21:00*	19:00	22:30	Bemerkungen
2. Nov.	KE	4	4	6	3	3		* Ankunft New York 15:00 (=21:00 Köln)
	BZ mg/dl	120	120	150	120	140	130	
	BZ mmol/l	6,7	6,7	8,3	6,7	7,8	7,2	
	Normalinsulin	8	4	8	5	5		
	Verzögerungsinsulin	10					10	

Rückflug aus New York

Durch den Rückflug verlieren Sie wieder sechs Stunden: bei der Ankunft in Köln ist es acht Uhr morgens (für Sie wäre es nach US-Zeit erst zwei Uhr nachts).

Wie können Sie die Insulindosis anpassen?

Datum	Uhrzeit	7:00	13:00	19:00	23:00		Bemerkungen
19. Nov.	KE	4	4	6			
	BZ mg/dl	130	90	110	120		
	BZ mmol/l	7,2	5,0	6,1	6,7		
	Normalinsulin	8	4	8			
	Verzögerungsinsulin	10			10		

Datum	Uhrzeit	8:00*					Bemerkungen
20. Nov.	KE						* Ankunft Köln 8:00 (=2:00 Uhr New York)
	BZ mg/dl	120					
	BZ mmol/l	6,7					
	Normalinsulin						
	Verzögerungsinsulin						

Rückflug aus New York

Überbrücken Sie den Tag mit vier Injektionen von Normalinsulin vor den Mahlzeiten. Versuchen Sie, bis zum Abend wachzubleiben, um möglichst zu gewohnter Zeit vor dem Schlafengehen Ihr Verzögerungsinsulin spritzen zu können.

Datum	Uhrzeit	7:00	13:00	19:00	23:00		Bemerkungen
19. Nov.	KE	4	4	6			
	BZ mg/dl	130	90	110	120		
	BZ mmol/l	7,2	5,0	6,1	6,7		
	Normalinsulin	8	4	8			
	Verzögerungsinsulin	10			10		

Datum	Uhrzeit	8:00*	12:00	15:30	19:00	22:00	Bemerkungen
20. Nov.	KE	4	5	5	4		* Ankunft Köln 8:00 (=2:00 Uhr New York)
	BZ mg/dl	120	110	120	110	130	
	BZ mmol/l	6,7	6,1	6,7	6,1	7,2	
	Normalinsulin	4	5	5	4		
	Verzögerungsinsulin					10	

Schwere Entgleisung/Azeton im Urin

Wenn Ihre Blutzuckerwerte oder die Urinzuckerausscheidung sehr hoch sind und Sie Azeton im Urin feststellen, liegt eine schwere Entgleisung des Diabetes vor.

Woher kann eine schwere Entgleisung kommen? Entweder, weil Sie kein Insulin gespritzt haben oder weil Ihr Bedarf an Insulin ganz erheblich angestiegen ist. Dies kann geschehen, wenn Sie krank werden und hohes Fieber bekommen. Ihre übliche Insulindosis reicht nicht mehr aus.

Bei einer schweren Entgleisung des Diabetes spritzen Sie Normalinsulin, und zwar 20 Prozent Ihrer üblichen Gesamt-Tagesdosis.

Beispiel: Sie haben gestern folgende Insulindosen gespritzt:

morgens	**10 Einheiten Normalinsulin**
	12 Einheiten Verzögerungsinsulin
mittags	**8 Einheiten Normalinsulin**
abends	**10 Einheiten Normalinsulin**
spätabends	**10 Einheiten Verzögerungsinsulin**
gesamt	**50 Einheiten pro Tag**
20 Prozent von	**50 E = 10 Einheiten Normalinsulin**

In diesem Beispiel würden Sie also sofort 10 Einheiten Ihres Normalinsulins spritzen, um die schwere Entgleisung zu behandeln.

Schwere Entgleisung/Azeton im Urin

Wie auf der vorigen Seite beschrieben, sollten Sie sofort 20 Prozent Ihrer Gesamt-Tagesdosis als Normalinsulin spritzen. Zusätzlich sollten Sie viel Wasser trinken. Bei einer schweren Entgleisung verliert der Körper viel Wasser, weil Sie auch viel Urin lassen.

Nach zwei Stunden messen Sie erneut Blutzucker und Azeton im Urin: Wenn der Blutzucker wieder über 240 mg/dl (13,3 mmol/l) liegt und gleichzeitig viel Azeton im Urin ist, spritzen Sie noch einmal dasselbe: 20 Prozent der Gesamt-Tagesdosis Insulin als Normalinsulin. Wenn Ihr Blutzucker zu diesem Zeitpunkt zwischen 240 mg/dl (13,3 mmol/l) und 180 mg/dl (10 mmol/l) liegt und Sie immer noch Azeton im Urin messen, spritzen Sie nur zehn Prozent Ihrer Gesamt-Tagesdosis als Normalinsulin. Wenn der Blutzucker unter 180 mg/dl (10 mmol/l) gesunken ist, sollten Sie kein zusätzliches Insulin mehr spritzen, aber weiter viel trinken und zwei KE essen (eine Banane wäre besonders gut).

Wenn Sie eine schwere Entgleisung Ihres Diabetes mit Erfolg behandelt haben, sollten Sie bald ärztlich untersucht werden, damit die Ursache der Entgleisung (zum Beispiel eine andere Erkrankung) behandelt werden kann. Meist müssen Sie Ihre Insulindosis bei Fieber deutlich erhöhen. Wenn man krank ist, wird die Stoffwechselselbstkontrolle ganz besonders lebenswichtig. Auch Ihre Angehörigen sollten die Werte messen können, wenn Sie nicht dazu in der Lage sind. Zögern Sie nicht, einen Arzt anzurufen, wenn Sie Schwierigkeiten mit der Behandlung haben.

Wenn Sie Erbrechen und Fieber haben:

Erbrechen kann Anzeichen für die Übersäuerung des Blutes (Azidose) bei einer schweren Entgleisung sein. Sie sollten keinesfalls das Insulin weglassen, weil Sie kein Essen mehr bei sich behalten können. Vermindert wird das Insulin nur, wenn Sie eine Unterzuckerung bekommen oder wenn die Blutzuckerwerte zu niedrig liegen. Bei Fieber und Erbrechen brauchen Sie meist wegen der Infektion sogar mehr Insulin.

Schwere Entgleisung

1. 20 % der Gesamt-Tagesdosis
   als Normalinsulin spritzen.
   Viel Wasser trinken!

2. Nach 2 Stunden erneut
   Blutzucker und Azeton messen:

Blutzucker > 240 mg/dl > 13,3 mmol/l viel Azeton	Blutzucker < 240 mg/dl < 13,3 mmol/l Azeton	Blutzucker < 180 mg/dl < 10 mmol/l
zusätzlich 20 % der Gesamt-Tagesdosis als Normalinsulin spritzen	zusätzlich 10 % der Gesamt-Tagesdosis als Normalinsulin spritzen	kein zusätzliches Insulin: 2 KE essen

Insulinpumpen

Vorbild für die Insulinpumpen ist der Zuckerstoffwechsel beim Nichtdiabetiker. Bei einem Nichtdiabetiker liefert die Bauchspeicheldrüse in den Phasen körperlicher Ruhe, nachts und zwischen den Mahlzeiten ständig eine geringe (= basale) Menge Insulin. Während des Essens wird zusätzlich Insulin ausgeschüttet. Der Blutzucker wird so innerhalb enger Grenzen konstant gehalten. Mit den Insulinpumpen werden diese Verhältnisse nachgeahmt. Die Insulinpumpe funktioniert ähnlich wie die Bauchspeicheldrüse: Im Ruhezustand werden kleinste Mengen Normalinsulin abgegeben. Zu den Mahlzeiten ruft man zusätzlich Normalinsulin entsprechend der Menge der gewünschten Kohlenhydrate und des gemessenen Blutzuckers ab.

Insulinpumpen sind unterschiedlich zu programmieren. Deshalb ist es unbedingt notwendig, daß man in einem Schulungsprogramm lernt, mit seinem Gerät zurechtzukommen. Viele Pumpen arbeiten mit vorgefüllten Ampullen, die eingelegt werden. Andere Pumpen arbeiten mit Spritzen, die man selbst mit Insulin füllt.

Das Insulin gelangt über einen dünnen Plastikschlauch mit einer Insulinkanüle an der Spitze (Katheter) in das Unterhautfettgewebe im Bauch. Der Katheter wird wie eine Insulinkanüle in die Bauchhaut eingestochen und mit einem kleinen hautfreundlichen Pflaster festgeklebt. Die Insulinpumpe gibt ständig eine kleine Menge Insulin ab, welche den basalen Insulinbedarf (= Basalrate) darstellt. Die Basalrate ist die Menge Insulin, die nötig ist, um den Blutzucker in Ruhe zwischen den Mahlzeiten normal zu halten. Zum Essen ist aber, wie beim Nichtdiabetiker auch, zusätzliches Insulin nötig.

Insulinpumpen

Um die Zusatzrate für die Mahlzeiten richtig wählen zu können, muß vorher der Blutzucker gemessen und der Kohlenhydratgehalt der Mahlzeit abgeschätzt werden. Weil nur Normalinsulin in der Pumpe verwendet wird, ist es unnötig, bestimmte Essenszeiten einzuhalten. Die Größe der Mahlzeiten bestimmen Sie ebenfalls selbst und können auch Mahlzeiten auslassen. Auch Sport läßt sich sehr viel leichter durchführen. Bei leichteren körperlichen Belastungen wird die Basalrate vermindert, bei größeren Anstrengungen die Pumpe abgelegt.

Eine gute Insulinpumpe sollte in der Lage sein, die Basalrate an Insulin mit großer Genauigkeit ohne Abweichungen abzugeben. Die Basalrate muß sehr fein abstufbar sein, sollte sich leicht verstellen und ganz abstellen lassen. Für die Zusatzrate, den Bolus, ist eine Abgabe in kleinen Einzelschritten (0,5 Einheiten) wünschenswert. Die Bedienung sollte durch die Kleidung hindurch möglich sein. Die Batterien sollten mehrere Wochen lang die Pumpe mit Strom versorgen. Die nötigen Alarmeinrichtungen beinhalten Signale bei Batterieversagen, verstopftem Katheter und leerer Insulinampulle.

Welchen Katheter sollte man verwenden? Derzeit werden überwiegend Katheter eingesetzt, die aus Polyethylen (PE) oder Polyurethan (PUR) bestehen, weil diese beiden Materialien mit dem durchgepumpten Insulin keine Reaktionen eingehen. Katheter aus Polyvinylchlorid (PVC) eignen sich nicht gut für die Behandlung mit Insulinpumpen. Vor dem Einstechen der Kanüle wird die Bauchhaut desinfiziert. Die ins Unterhautfettgewebe eingestochene Kanüle wird mit flexiblem Pflaster festgeklebt. Der Katheter wird täglich erneuert, damit sich keine Infektionen bilden können.

Wenn Sie sich für eine Insulinpumpe interessieren, sprechen Sie mit einem Diabetes-Spezialisten darüber.

Schwangerschaft

Diabetikerinnen ohne schwere Folgeschäden können genauso problemlos Kinder bekommen wie Nichtdiabetikerinnen. Damit die Schwangerschaft gefahrlos für Mutter und Kind verläuft, muß der Blutzuckerspiegel schon zum Zeitpunkt der Eibefruchtung bis zur Geburt des Kindes zwischen 60 mg/dl (3,3 mmol/l) und 120 mg/dl (6,7 mmol/l) liegen.

Damit Sie eine so hervorragende Stoffwechseleinstellung wirklich erreichen können, müssen Sie eine intensivierte Insulin-behandlung durchführen oder vorübergehend eine Insulinpumpe tragen. Den Blutzucker werden Sie mindestens sechs- bis acht-mal am Tag bestimmen müssen.

Wichtig ist ganz besonders, daß Sie während der Schwanger-schaft sowohl von einem Diabetes-Spezialisten als auch von einem Frauenarzt, der Erfahrungen mit der Behandlung schwan-gerer Diabetikerinnen hat, betreut werden. Viele Diabeteszentren arbeiten inzwischen eng mit geburtshilflichen Abteilungen zusammen. Fragen Sie Ihre Diabetesärzte danach.

In wenigen Fällen wird man einer Diabetikerin von einer Schwan-gerschaft abraten, zum Beispiel, wenn sie eine schwere Nierener-krankung hat. Beraten Sie sich daher vor der Planung einer Schwangerschaft mit Ihrem Diabetesarzt.

Empfängnisverhütung

Diabetikerinnen sollten nicht ungewollt schwanger werden. Sie benötigen sichere Methoden zur Empfängnisverhütung. Die Methode sollte möglichst wenig (oder keine) Nebenwirkungen haben und. Welche Methoden sind derzeit verfügbar?

Intrauterinpessar, IUP (Spirale): Das IUP wird vom Frauenarzt in die Gebärmutterhöhle eingelegt. Heute gebräuchliche IUP bestehen aus einem mit Kupferdraht umwickelten T-förmigen Plastikkörper, der nur einen Kontrollfaden ohne Knoten besitzen sollte. So wird die Gefahr, daß Infektionen aus der Scheide in die Gebärmutter aufsteigen, möglichst gering gehalten. Durch die dauernde Kupfer-abgabe wird die Beweglichkeit der Samenzellen (Spermien) in Gebärmutterhöhle und Eileiter so eingeschränkt, daß sie ein mögli-cherweise vorhandenes Ei nicht erreichen. Die Liegedauer dieser neueren IUP beträgt drei Jahre. Diese IUP können auch bei Frauen eingesetzt werden, die noch nicht schwanger waren und sind bei Diabetikerinnen genauso sicher wie bei Nichtdiabetikerinnen. Vor-teil ist, daß diese IUP keine Nebenwirkungen auf den Stoffwechsel haben und daß nach Entfernung eine sofortige Schwangerschaft ohne Beeinflussung der Fruchtbarkeit möglich ist. Diese IUP stel-len eine empfehlenswerte Methode zur Empfängnisverhütung dar.

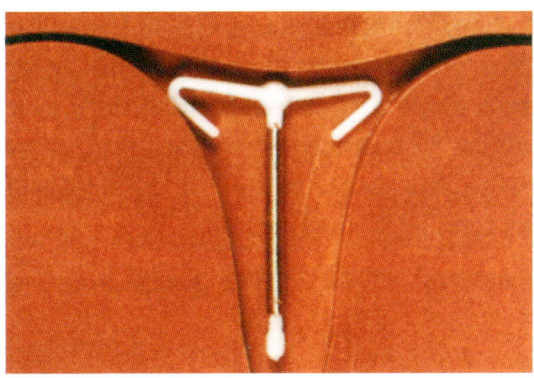

Modell der Gebärmutterhöhle mit liegendem IUP Flexi-T 300®

Empfängnisverhütung

Antibaby-Pille: Sie verhindert den Eisprung, beeinträchtigt den Umbau der Schleimhaut in der Gebärmutter, so daß keine Einnistung eines befruchteten Eies erfolgt, und hemmt die Verflüssigung des Schleimpropfes im Gebärmutterhals, wodurch Spermien nicht oder nur schlecht hindurchgelangen können. Die Blutung ist schwächer als die normale Regelblutung. Es gibt verschiedene Antibabypillen: Die Ein-, Zwei- und Dreiphasenpräparate enthalten unterschiedliche Mengen der Hormone Östrogen und Gestagen. Die Minipille enthält nur Gestagen in einer Menge, die unter der zur Hemmung des Eisprungs notwendigen Dosis liegt, und ist deshalb nicht so sicher wie die Ein- bis Dreiphasenpräparate.

Nebenwirkungen: Der Östrogen-Bestandteil kann Kopfschmerzen, Übelkeit und Erbrechen, schmerzhafte Brustschwellungen, Wassereinlagerung und Gewichtszunahme, sowie starke Blutungen verursachen. Der Gestagenanteil kann zu Appetit- und Gewichtszunahme, Müdigkeit, Depressionen, Akne, schwacher oder ausbleibender Blutung führen. Bei manchen Frauen steigt bei Pillen-Einnahme der Blutdruck. Die Pille erhöht die Gerinnungsbereitschaft des Blutes. Deshalb ist sie ein Risikofaktor für die Entwicklung einer Beinvenenthrombose (Blutpfropfbildung) bzw. einer Lungenembolie.

Studien ergaben, daß die Anwendung von Pillen bei Raucherinnen und Frauen über 35 Jahren ein erhöhtes Risiko für Herzinfarkte und Schlaganfälle bewirkt. Auch bei bestehendem Bluthochdruck, Übergewicht, diabetesbedingten Folgeschäden und starker Migräne sollte die Pille nicht genommen werden.

Empfängnisverhütung

Kondom (Präservativ): Bei korrekter Handhabung und gleichzeitiger Verwendung von samenzellentötender (spermizider) Creme ist die Sicherheit dieser Methode groß. Gerade in der heutigen Zeit hat das Kondom einen wichtigen Platz zum Schutz vor Geschlechtskrankheiten und vor AIDS.

Scheidendiaphragma: Die Kombination von spermizider Creme und Scheidendiaphragma ist bei korrekter Anwendung eine sichere Methode zur Empfängnisverhütung. Das Diaphragma besteht aus einer Kunststoffkappe mit einem festen Außenring und muß vom Frauenarzt angepaßt werden. Frühestens sechs Stunden, spätestens 15 Minuten vor dem Geschlechtsverkehr wird das Diaphragma, bestrichen mit spermizider Creme, in die Scheide eingeführt. Erst acht bis zwölf Stunden nach dem Geschlechtsverkehr darf es wieder entfernt werden, weil erst dann die Spermien nicht mehr befruchtungsfähig sind.

Chemische Verhütungsmittel: Spermizide Vaginalcreme, -sprays, -tabletten und -zäpfchen müssen vor dem Verkehr in die Scheide eingeführt werden, wo sie Spermien abtöten. Diese Mittel sind nur in Kombination mit Kondom oder Scheidendiaphragma sicher genug.

Natürliche Methoden: Die Knaus-Ogino-Methode, Temperatur-Methode, Zervix-Schleim- oder Sympto-Thermalmethode sind für Diabetikerinnen nicht sicher genug.

Sterilisation: Die Unterbindung oder Durchtrennung von Eileiter bei der Frau oder Samenleiter beim Mann stellt eine sichere, aber endgültige Methode der Empfängnisverhütung dar. Der Wunsch nach weiteren Kindern sollte sicher ausgeschlossen sein. Bis auf den Verlust der Fruchtbarkeit hat die Sterilisation keine körperlichen Folgen.

Folgeschäden

Wenn der Blutzucker über Jahre erhöht ist, kann dies zu Folge-schäden vor allem an den kleinen Blutgefäßen und den Nerven führen. Folgeschäden durch den Diabetes sind Störungen der Durchblutung kleinster Blutgefäße (diabetische Mikroangiopa-thie) und Schäden an den Augen (diabetische Retinopathie), den Nieren (diabetische Nephropathie) und den Nerven (diabetische Neuropathie). Durch eine gute Einstellung des Blutzuckers lassen sich diese Schäden verhindern.

Dies war früher umstritten. Es wurde behauptet, daß die Folge-schäden des Diabetes vielleicht durch die Krankheit selbst her-vorgerufen würden und nicht durch den erhöhten Blutzucker. Dagegen sprechen aber zahlreiche Beobachtungen: Die für Diabe-tes typischen Folgeschäden treten nicht nur bei Typ-1-Diabeti-kern auf, sondern auch bei Menschen, die aus anderen Gründen kein Insulin mehr bilden können. Patienten, deren Bauchspeichel-drüse ganz entfernt werden mußte, können genau die gleichen Folgeschäden bekommen wie Typ-1-Diabetiker.

Der Amerikaner Engerman konnte an diabetischen Hunden, von denen er eine Gruppe gut und eine andere Gruppe mit Absicht schlecht einstellte, beweisen, daß Folgeschäden an Augen und Nieren von der Qualität der Stoffwechseleinstellung abhängig sind.

Im US-Staat Wisconsin wurde über viele Jahre eine große Zahl von Diabetikern untersucht: Folgeschäden an den Augen traten um so häufiger auf, je schlechter die Stoffwechselwerte waren. Ähnliche Ergebnisse zeigen auch Untersuchungen, die Prof. J. Pirart in Brüssel an 3.500 Patienten über drei Jahrzehnte durch-führte.

Schwere Entgleisung

Augen:
Diabetische
Retinopathie

Nieren:
Diabetische
Nephropathie

Füße:
Diabetische
Neuropathie

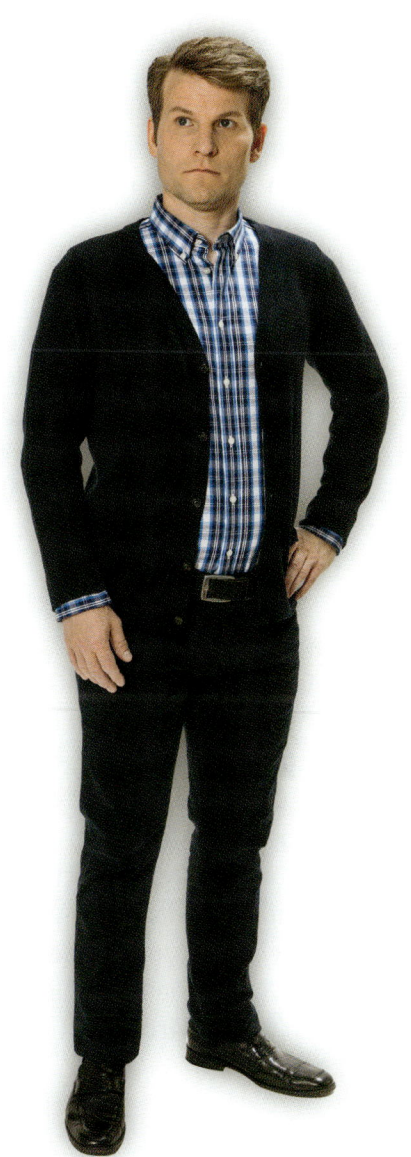

Weniger Folgeschäden

1993 wurde in den USA eine große wissenschaftliche Untersuchung beendet, der Diabetes Control and Complications Trial (DCCT). 1441 Typ-1-Diabetiker behandelte man entweder konventionell (ein bis zwei Insulininjektionen pro Tag) oder mit intensivierter Insulintherapie. Die intensiviert behandelte Gruppe hatte im Durchschnitt über sechseinhalb Jahre deutlich bessere Blutzuckerwerte: 155 mg/dl beziehungsweise 8,6 mmol/l gegenüber 231 mg/dl (12,8 mmol/l) in der konventionell behandelten Gruppe.

Hämoglobin A_{1c} (HbA_{1c})

HbA_{1c} ist ein Meßwert im Blut, mit dem man feststellen kann, wie gut die Diabeteseinstellung während der letzten zwei bis drei Monate war. Hämoglobin heißt der Farbstoff, der in den roten Blutkörperchen enthalten ist. Bei der HbA_{1c}-Messung wird festgestellt, wie groß der Anteil des roten Blutfarbstoffes ist, an den Traubenzucker angelagert ist. Je höher der Wert für HbA_{1c} im Blut ist, um so schlechter war die Blutzuckereinstellung der letzten Wochen.

Rechts oben sehen Sie den Verlauf der HbA_{1c}-Werte im DCCT. In der intensiviert behandelten Gruppe lag das HbA_{1c} wesentlich besser als in der konventionell behandelten Gruppe. Rechts unten sehen Sie dargestellt, daß das Risiko, diabetesbedingte Folgeschäden an den Augen (diabetische Retinopathie) zu entwickeln, in der intensiviert behandelten Gruppe wesentlich geringer war. Bei besserer Einstellung traten auch weniger Folgeschäden an Nerven und Nieren auf. Je höher die Blutzuckerwerte auf Dauer über dem Normalbereich liegen, um so häufiger kommt es zum Auftreten der Folgeschäden. Durch bessere Einstellung des Diabetes lassen sich Folgeschäden verhindern.

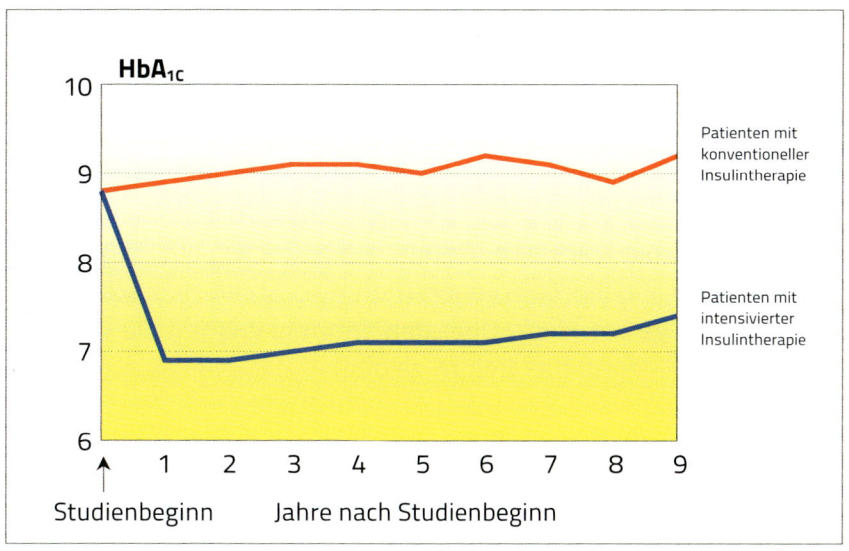

Deutlich bessere Stoffwechseleinstellung, gemessen am HbA$_{1c}$, in der intensiviert behandelten Gruppe.

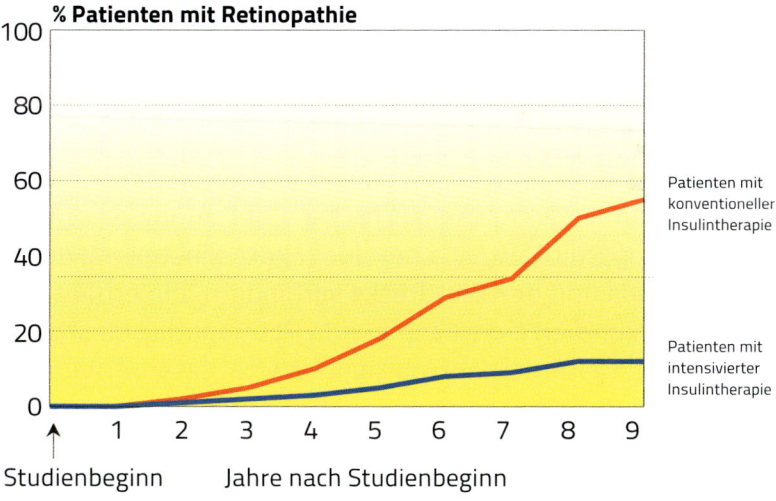

Bei besserer Stoffwechseleinstellung in der intensiviert behandelten Gruppe tritt seltener eine diabetische Retinopathie auf.

Diabetische Retinopathie

Auf der rechten Seite sehen Sie oben die Abbildung eines Auges. Das Licht fällt durch die Augenlinse ein und durchquert den durchsichtigen Glaskörper, der das Innere des Auges ausfüllt. Das Licht fällt auf die Netzhaut (Retina, als gelbe Schicht dargestellt) und wird von dieser wahrgenommen. Die Stelle des schärfsten Sehens heißt gelber Fleck. Über den Sehnerv werden die wahrgenommenen Bilder an das Gehirn geleitet.

Die Retina wird von vielen kleinen Blutgefäßen versorgt. Durch lange erhöhte Blutzuckerwerte werden diese Blutgefäße geschädigt: es entsteht eine Erkrankung der Netzhaut, die diabetische Retinopathie. Schlimmstenfalls kann die diabetische Retinopathie zur Erblindung führen. Den Augenhintergrund kann sich der Augenarzt mit dem Augenspiegel ansehen. Das mittlere Bild stellt dar, wie der Augenhintergrund normalerweise ausieht. Man erkennt die Sehnervenscheibe und den gelben Fleck. Links unten sehen Sie die Darstellung der diabetischen Retinopathie mit Aussackungen der kleinsten Gefäße (Mikroaneurysmata) und Blutungen (kleine rote Punkte) sowie harten Ablagerungen (Exsudate, gelbe Punkte). Rechts unten ist die proliferative Retinopathie abgebildet. Zusätzlich zu den Mikroaneurysmata und den Exsudaten sind hier Gefäßneubildungen (Proliferationen) zu sehen sowie weiche Ablagerungen (Cotton-Wool-Herde, Durchblutungsstörungen der Nervenfaserschicht).Die Entstehung einer diabetischen Retinopathie läßt sich nur durch gute Einstellung des Blutzuckerspiegels und des Blutdrucks verhindern. Ein erhöhter Blutdruck verschlimmert eine bestehende Retinopathie, deshalb muß ein erhöhter Blutdruck auf normale Werte gesenkt werden. Es gibt keine Medikamente, mit denen die Entwicklung einer diabetischen Retinopathie (oder anderer Folgeschäden) verhindert oder bereits bestehende Folgeschäden gebessert werden könnten.

Diabetische Retinopathie

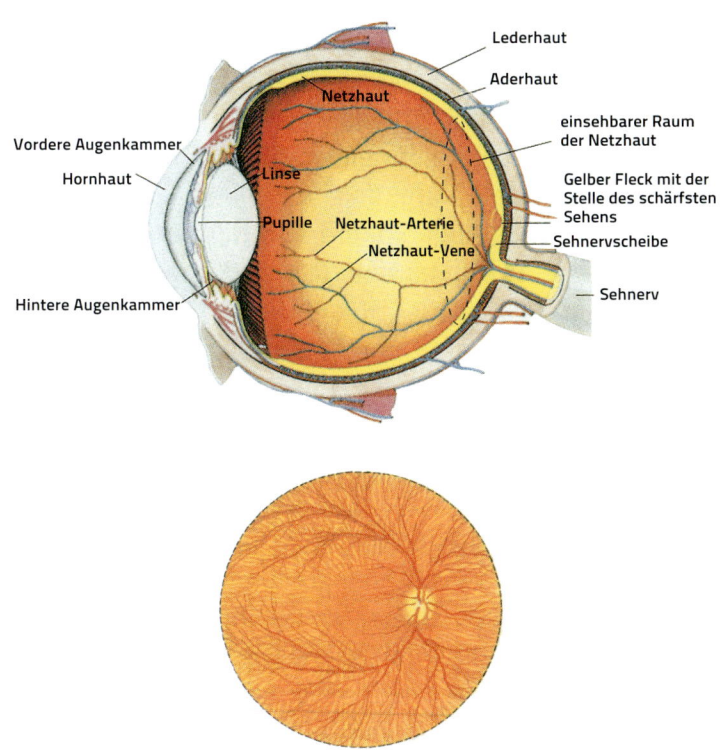

Lederhaut

Aderhaut

Netzhaut

Vordere Augenkammer

einsehbarer Raum der Netzhaut

Hornhaut

Linse

Gelber Fleck mit der Stelle des schärfsten Sehens

Pupille

Netzhaut-Arterie

Sehnervscheibe

Netzhaut-Vene

Sehnerv

Hintere Augenkammer

Normaler Augenhintergrundbefund

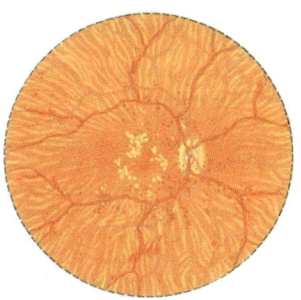

Diabetische Retinopathie

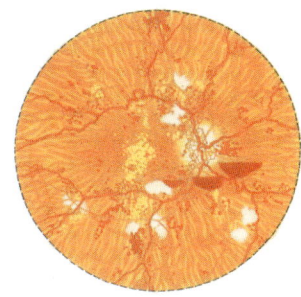

Proliferative diabetische Retinopathie

Erblindung kann man verhindern

Wenn die Schädigung der Netzhaut (Retina) ein schweres Ausmaß erreicht hat, muß eine Laseranwendung am Auge erfolgen, um die Erblindung des Auges zu verhindern. Diese vorbeugende Behandlung der diabetischen Retinopathie wurde von dem Essener Augenarzt Prof. Meyer-Schwickerath entwickelt. Sie hat unzähligen Diabetikern das Augenlicht erhalten können.Bei der Laseranwendung wird an sehr vielen Stellen die Netzhaut sozusagen festgelötet. Die Gefahr, daß sich die Netzhaut ablöst oder daß Blutungen in das Augeninnere auftreten, wird dadurch vermindert. Frau Prof. E. Kohner hat in London bewiesen, daß Laseranwendung sehr wirksam ist. Rechts sehen Sie dargestellt, daß die Augen von Patienten mit proliferativer diabetischer Retinopathie ohne Lasern im Laufe von sieben Jahren immer schlechter sehen konnten, während bei den mit Laser behandelten Augen dieser Patienten die Sehkraft erhalten blieb.

Wie können Sie Folgeschäden am Auge verhindern? Bemühen Sie sich um eine gute Stoffwechseleinstellung und gehen Sie einmal jährlich zum Augenarzt. Dieser sollte Ihren Augenhintergrund spiegeln, dabei sollten die Pupillen mittels Tropfen erweitert werden, um den Augenhintergrund besser einsehen zu können. Auch der Augeninnendruck sollte regelmäßig kontrolliert werden.

Falls bei Ihnen bereits Folgeschäden an den Augen bestehen, wird der Arzt mit Ihnen besprechen, wie häufig Kontrollen nötig sind.

Schwere Augenprobleme kommen wegen besserer Diabeteseinstellung heute viel seltener als früher vor.

Lasern erhält die Sehkraft

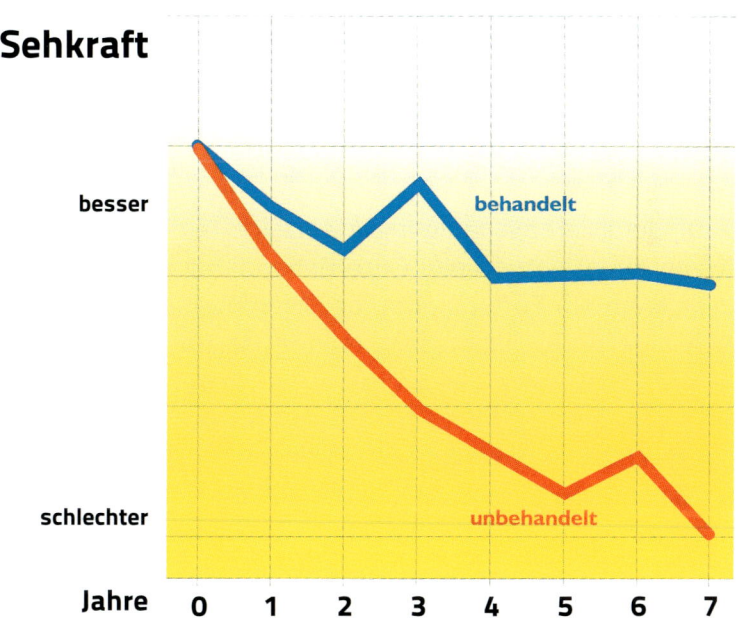

E.M. Kohner et al. (British Multicentre Study Group), Diabetologia 1984

Die diabetische Nephropathie

Eine Nierenschädigung durch den Diabetes nennt man diabetische Nephropathie. Der Arzt kann als erstes Anzeichen einer Nierenschädigung eine erhöhte Eiweißausscheidung im Urin (Mikroalbuminurie) erkennen. Erst wesentlich später kommt es zu einer Erhöhung des Serum-Kreatinins. Dies ist ein Wert, den Ihr Arzt im Blut bestimmt, der anzeigt, ob die Nieren ausreichend arbeiten oder nicht. Die Untersuchungen zur Früherkennung der Nierenschädigung (Messung der Mikroalbuminurie und die Bestimmung des Serum-Kreatinins) gehören zu den einmal im Jahr notwendigen Vorsorgeuntersuchungen bei Diabetes mellitus. Falls bei Ihnen eine diabetesbedingte Nierenschädigung besteht, kann eine Röntgenuntersuchung mit Kontrastmitteln schädlich sein.

Im Verlauf der Nierenschädigung kann sich ein erhöhter Blutdruck (Hypertonie) entwickeln. Gute Behandlung eines erhöhten Blutdrucks kann ein Fortschreiten der Nierenschädigung aufhalten. Auch eine gute Diabeteseinstellung ist unverzichtbar, um eine weitere Schädigung der Nieren zu verhindern. Die Lebenserwartung von Typ-1-Diabetikern hängt vor allem davon ab, ob eine Nierenschädigung eintritt und wie gut ein erhöhter Blutdruck behandelt wird.

Wenn die Nieren versagen, können sie ersetzt werden. Neben der künstlichen Niere (Blutwäsche, Dialyse) kann man heute eine Niere verpflanzen (Nierentransplantation) oder einen Ersatz der Nierenfunktion über den Bauchraum (CAPD) durchführen. Wenn Ihre Nierenfunktion deutlich nachläßt (dies zeigt sich durch eine Erhöhung des Serum-Kreatinins), lassen Sie sich frühzeitig an ein Zentrum überweisen, das sich mit Diabetes auskennt und in dem später Nierenersatzbehandlungen durchgeführt werden können.

Behandlung des Bluthochdrucks

Der hohe Blutdruck kann bei Diabetikern genauso behandelt werden wie bei Nichtdiabetikern. Wenn bei Ihnen eine Hypertonie besteht, sollten Sie an einem Schulungsprogramm für Patienten mit Bluthochdruck teilnehmen. Dort lernen Sie, Ihren Blutdruck selbst zu messen.

Bei vielen Patienten mit leichter Hypertonie ist es möglich, den Blutdruck auch ohne Medikamente zu senken, und zwar durch Gewichtsabnahme bei Übergewicht, gegebenenfalls salzarme Kost und Vermeiden von viel Alkohol. Bei Typ-1-Diabetikern mit hohem Blutdruck besteht selten Übergewicht. Eine Verminderung der Salzaufnahme ist kaum wirksam. Deshalb benötigen Typ-1-Diabetiker mit erhöhtem Blutdruck frühzeitig eine Behandlung mit Medikamenten.

Im Rahmen der Bluthochdruck-Schulung werden Sie auch über Wirkungsweise und Nebenwirkungen Ihrer blutdrucksenkenden Medikamente informiert. Wenn Ihr Bluthochdruck mit bestimmten Medikamenten, den sogenannten Betablockern behandelt wird, kann es sein, daß Sie Unterzuckerungen anders oder später bemerken als sonst. Es gibt Betablocker-Präparate, die diese Nebenwirkung nicht haben. Besprechen Sie dies mit Ihrem Arzt.

Wenn Sie nachlesen möchten, was man in einem solchen Programm lernt, empfehlen wir Ihnen

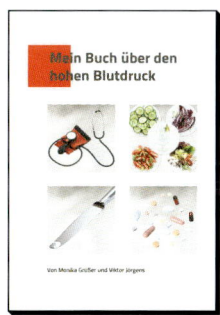

Mein Buch über den hohen Blutdruck
von Monika Grüßer und Viktor Jörgens,
Verlag Kirchheim, Mainz.

Nervenschädigung

Auch die Nerven können als Folge des Diabetes geschädigt werden. Das Schmerz- und Temperaturempfinden an den Füßen läßt nach. Die Füße eines Diabetikers, der an einer diabetesbedingten Nervenschädigung leidet, sind in zweifacher Hinsicht gefährdet: Druckstellen im Schuh oder Fußverletzungen werden nicht rechtzeitig gespürt und bereits eingetretene Verletzungen heilen schlecht. Ihr Hausarzt kann mit verschiedenen Untersuchungen feststellen, ob bei Ihnen eine diabetesbedingte Nervenschädigung besteht: Mit einer speziellen medizinischen Stimmgabel wird das Vibrationsempfinden am Fuß überprüft. Mit Hilfe eines Nylonfadens (Monofilament) erfolgt eine Untersuchung des Berührungssinns und mit einem Kunststoff-Metall-Stift wird das Temperaturempfinden überprüft.

Falls Sie bereits eine Nervenschädigung an den Füßen haben, gelten für Sie die folgenden Regeln für die Fußpflege: Verwenden Sie zum Kürzen der Fußnägel Feilen. Starke Verhornung der Haut beseitigen Sie mit den rechts abgebildeten Hornhautfeilen oder Bimsstein. Um Verletzungen rechtzeitig zu bemerken, schauen Sie täglich Ihre Füße an. Die Fußsohle sehen Sie mit einem Spiegel an. Waschen Sie Ihre Füße täglich. Prüfen Sie die Temperatur mit einem Thermometer. Nach dem Bad trocknen Sie die Füße gründlich ab, auch zwischen den Zehen. Verwenden Sie bei spröder, trockener Haut eine harnstoffhaltige Creme. Cremen Sie nicht zwischen den Zehen wegen der Gefahr von Fußpilz. Falls Sie unter kalten Füßen leiden, tragen Sie Bettsocken. Die beiden unteren Bilder rechts zeigen Spezialschuhe für Patienten mit ausgeprägter diabetischer Nervenstörung. Diese Schuhe werden mit sehr weicher Innensohle gefertigt und haben keine Nähte, die drücken könnten.

Bei Neuropathie: bitte so!

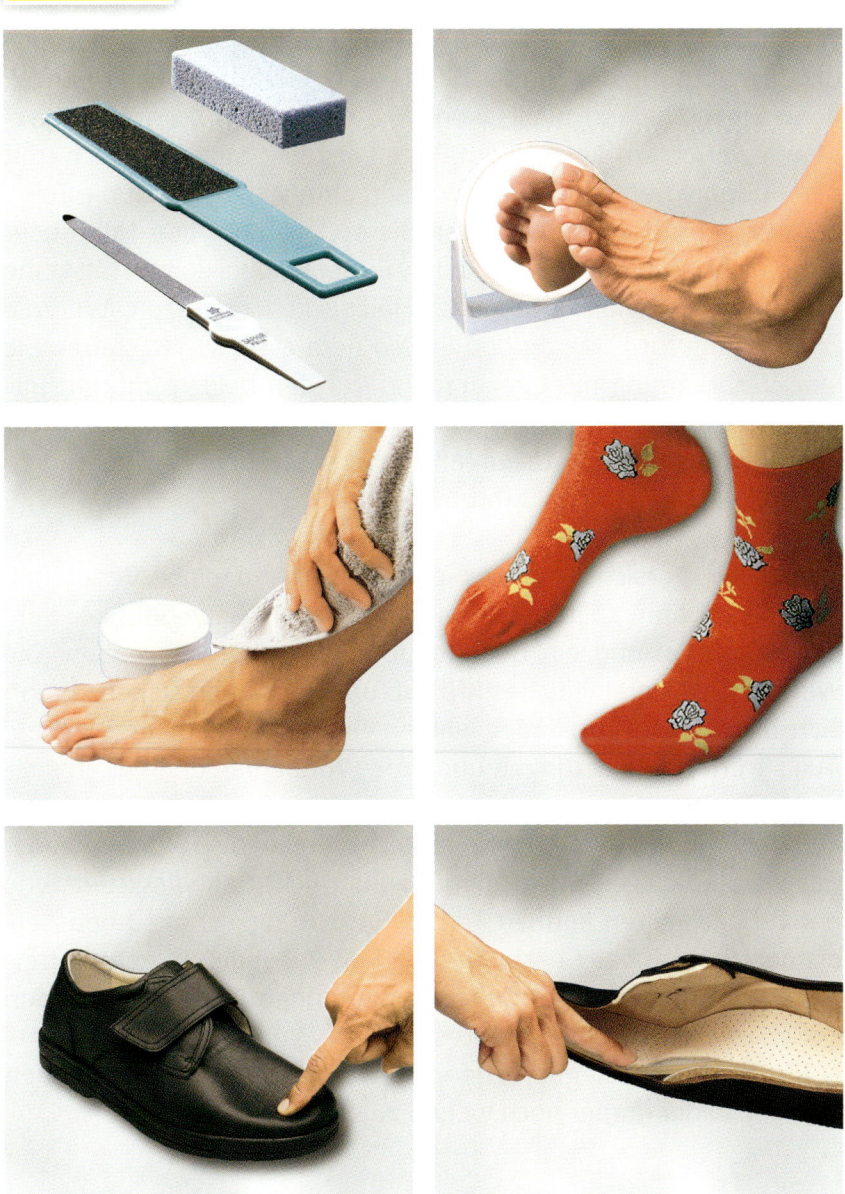

Fußpflege: so nicht!

Bei bestehender Nervenschädigung durch den Diabetes sollten Sie keine Scheren, Hornhauthobel oder andere schneidende Werkzeuge benutzen, um Ihre Fußnägel zu kürzen oder übermäßige Verhornung der Haut zu entfernen. Laufen Sie nicht barfuß, denn Sie bemerken nicht, wenn Sie sich durch scharfe Gegenstände verletzen, die auf dem Boden liegen. Steigen Sie nicht mit den Füßen voran in das Badewasser, ohne es zuvor auf die Temperatur geprüft zu haben, denn Sie spüren zu große Hitze oder Kälte nicht. Wenn Sie unter kalten Füßen leiden, sollten Sie keine Wärmflaschen, Heizkissen oder Heizdecken benutzen. Weil die Empfindung für Hitze an den Füßen herabgesetzt ist, spüren Sie eine Verbrennung nicht rechtzeitig. Auf den beiden unteren Bildern sind Schuhe mit sehr hartem Oberleder abgebildet: Hierdurch können Druckstellen am Fuß entstehen, die später zu einem Geschwür (Ulcus) führen können.

Trotz aller Vorsicht kann es doch einmal zu einer Verletzung kommen. Dafür sollten Sie vor allem auf Reisen steriles Verbandsmaterial und ein Desinfektionsmittel bei sich haben. Die Wunde wird gereinigt, desinfiziert und steril verbunden. Wenn sich die Wunde entzündet, sollten Sie sofort zum Arzt gehen. Auch größere Verletzungen und tiefe Wunden an den Füßen sollten Sie Ihrem Arzt zeigen. Bei bestehender Empfindungsstörung an den Füßen benötigen schlecht heilende Wunden oder Geschwüre völlige Entlastung. Dazu ist nicht unbedingt Bettruhe nötig. Spezialisten können Teifuß-Entlastungsschuhe anpassen, die den Bereich des Geschwürs am Fuß von jeder Belastung freihalten. Bei rechtzeitiger Behandlung können Geschwüre an den Füßen, die durch eine diabetesbedingte Nervenschädigung entstanden sind, sehr gut behandelt werden. Viele Amputationen erfolgen leider immer noch wegen zu später Behandlung.

Bei Neuropathie: so nicht!

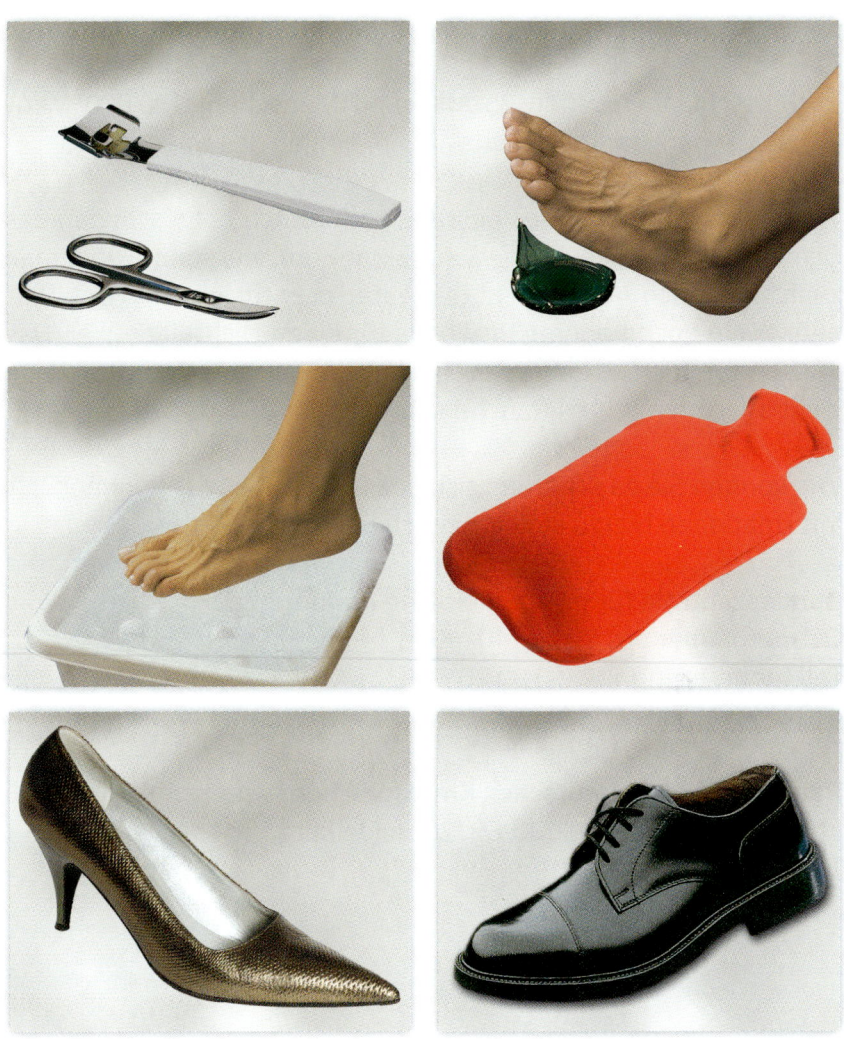

Rauchen

Daß Rauchen ungesund ist, weiß heute jeder. Rauchen erhöht das Risiko, einen Herzinfarkt zu bekommen, und ist die Hauptursache für Lungenkrebs, Kehlkopfkrebs, Blasenkrebs sowie Mund- und Zungenkrebs. Lungenkrebs ist mit Abstand die häufigste durch das Rauchen bedingte Todesursache.

In Deutschland rauchen 25 Millionen Menschen. 100.000 Menschen sterben jährlich bei uns an den Folgen des Rauchens.

Wenn ein Typ-1-Diabetes besteht, kann durch Folgeschäden des Diabetes das Risiko steigen, herzkrank zu werden. Wenn man zusätzlich auch noch raucht, bedeutet dies für einen Typ-1-Diabetiker ein noch höheres Risiko als für einen Nichtdiabetiker. Das Wissen um die Gesundheitsschädlichkeit reicht jedoch bei vielen nicht aus, um mit dem Rauchen aufzuhören.

Wie können Sie es schaffen, sich das Rauchen abzugewöhnen? Informationen hierzu sind erhältlich bei:

Bundeszentrale für gesundheitliche Aufklärung
Ostmerheimer Str. 220, 51101 Köln
Telefonberatung: (02 21) 89 20 31
http://www.bzga.de/

Raucher-Telefon, Deutsches Krebsforschungszentrum
Im Neuenheimer Feld 280, 69120 Heidelberg
Tel. (0 62 21) 42 42 24

Nichtrauchen hilft

Denn
Rauchen
gefährdet
Ihre
Gesundheit

Schlaganfall
Herzinfarkt
Raucherbein
Potenzstörung
chronische Bronchitis
Lungenkrebs

In der Schwangerschaft
Entwicklungsstörungen
des Kindes
erhöhte frühkindliche
Sterblichkeit

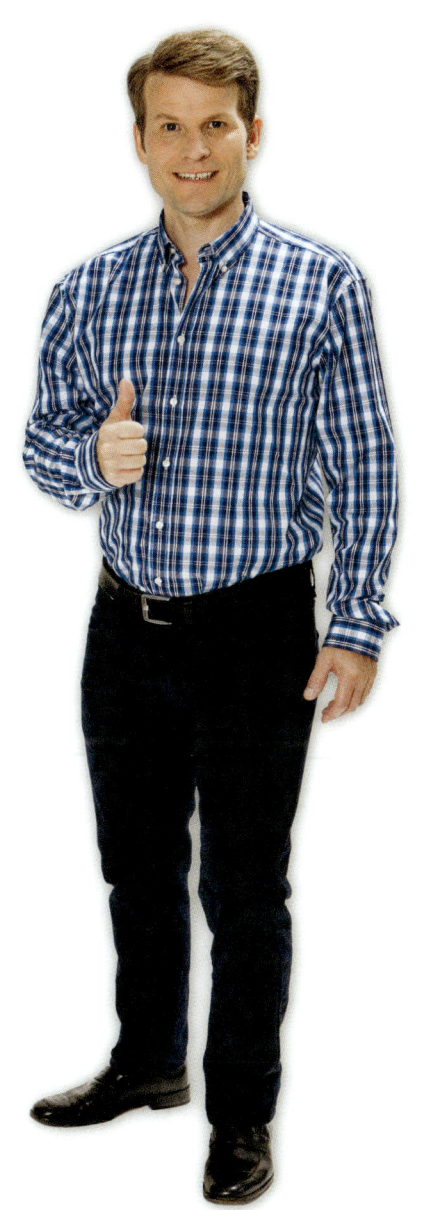

Neue Forschungsergebnisse

Nachrichten über Erfolge von Verpflanzungen der Bauchspeicheldrüse, von Inseln oder Inselzellen stehen immer wieder in der Tagespresse. Werden solche Operationen in naher Zukunft auch für Sie in Frage kommen?

Die Verpflanzung von Organen hat in den letzten Jahren große Fortschritte gemacht. Die Nierentransplantation stellt auch für viele Diabetiker die beste Behandlung des Nierenversagens dar, die viel weniger die Lebensqualität beeinträchtigt als die Dialyse-Behandlung. Die Erfolge der Nierentransplantation sind allerdings besser als die Langzeiterfolge der Verpflanzung von Bauchspeicheldrüsen oder von Teilen dieser Drüse. Hauptproblem ist das Organ selbst: Es ist sehr empfindlich, und es kommt leicht zu Veränderungen oder Abstoßungsreaktionen der eingepflanzten Bauchspeicheldrüse. Auch müssen die Patienten Medikamente einnehmen, die eine Abstoßung des verpflanzten Organs verhindern sollen; diese Medikamente zeigen zum Teil erhebliche Nebenwirkungen.

Die Einpflanzung von Inselzellen oder Inseln wurde zwar in mehreren Studien durchgeführt, die Ergebnisse sind in neueren Studien besser geworden. Auch bei der Verpflanzung von Inselzellen ist es notwendig, Medikamente einzunehmen, die eine Abstoßung verhindern. Auch stehen bei weitem nicht genug Spenderorgane zur Verfügung, um allen Patienten mit Typ-1-Diabetes Inselzellen zu verpflanzen. Deshalb wird versucht, diese Zellen zu züchten oder andere Körperzellen zur Produktion von Insulin anzuregen. Eine praktische Anwendung dieser Verfahren ist noch nicht absehbar. Angeboten wird bereits, Stammzellen in die Schlagader der Bauchspeicheldrüse zu spritzen. Von dieser gefährlichen und nicht als wirksam belegten Maßnahme ist dringend abzuraten.

Die Remission

Wird ein Patient mit Typ-1-Diabetes zum ersten Mal mit Insulin behandelt, kann es im Laufe von Tagen und Wochen dazu kommen, daß er bei besseren Blutzuckerwerten mit immer weniger Insulin auskommt. Manche Patienten brauchen einige Zeit gar kein Insulin mehr zu spritzen. Woran liegt das?

Bei Typ-1-Diabetikern sind zu Beginn des Diabetes noch nicht alle insulinbildenden Zellen zerstört. Das wenige Insulin, welches die Bauchspeicheldrüse noch bildet, schafft es, den Blutzuckerspiegel eine Zeitlang normal zu halten. Diese Erholungsphase, die man auch Remissionsphase nennt, ist besonders ausgeprägt, je besser der Diabetes eingestellt ist. In dieser Zeit reicht es häufig aus, nur vor den Hauptmahlzeiten Normalinsulin zu spritzen; die basale Insulinmenge bilden die Inselzellen anfangs noch.

In der Remissionsphase gewöhnen sich einige Patienten an, mit dem Diabetes recht locker umzugehen. Obwohl sie sich die Dosis des Normalinsulins gar nicht so genau überlegen, erreichen sie hervorragende Blutzuckerwerte und haben kaum Unterzuckerungen, denn viele Behandlungsfehler werden durch das eigene Insulin ausgeglichen. Der Krankheitsverlauf an den insulinbildenden Zellen geht aber langsam weiter. Immer höhere Blutzuckerwerte kommen häufig am Ende der Remissionsphase vor. Wenn unter alleiniger Gabe von Normalinsulin vor den Mahlzeiten die Blutzuckerwerte vor dem Frühstück immer weiter ansteigen, sollte bald mit einer kleinen Menge Verzögerungsinsulin zur Nacht begonnen werden. Später ist dann auch Verzögerungsinsulin morgens notwendig. Sollte Ihre Remissionsphase enden, suchen Sie bitte auf jeden Fall den Rat eines Arztes, der mit Typ-1-Diabetikern Erfahrung hat. Für manche empfiehlt es sich, zu diesem Zeitpunkt noch einmal an einem Schulungsprogramm teilzunehmen.

Kontrolluntersuchungen

Um sicherzugehen, daß die von Ihnen gemessenen Blutzuckerwerte genau sind, sollte Ihr Arzt parallel einen Blutzuckerwert mit der Methode bestimmen, die er in seinem Labor anwendet. Lassen Sie bei jedem Arztbesuch Ihren Blutdruck messen, um rechtzeitig festzustellen, ob sich ein Bluthochdruck entwickelt.

Bei Diabetikern sollte der HbA_{1c}-Wert einmal pro Quartal bestimmt werden. Neuerdings gibt es einen internationalen Standard, der eine genaue Angabe des HbA_{1c}-Wertes ermöglicht. Eine Umrechnungstabelle finden Sie auf den letzten Buchseiten.

Außerdem sollte Ihr Körpergewicht überprüft werden: Wenn Sie deutlich an Gewicht zunehmen, spritzen Sie vielleicht mehr Insulin, als Sie eigentlich brauchen, und Sie essen deshalb zuviel.

Schlechte Diabeteseinstellung erhöht die beiden Blutfettwerte Triglyceride und Gesamtcholesterin und erniedrigt das sogenannte gute HDL-Cholesterin im Blut. Die Bestimmung dieser Werte bei schlechter Diabeteseinstellung ist nutzlos.

Bestehen bei Ihnen trotz guter Diabeteseinstellung auffällige Blutfettwerte, so liegt wahrscheinlich eine Fettstoffwechselstörung vor, die genauer untersucht werden muß. Diese Störungen sind bei Typ-1-Diabetes nicht häufiger als bei Nichtdiabetikern. Statine (Medikamentengruppe von Cholesterinsenkern) vermindern deutlich die Zahl der Herzinfarkte und Schlaganfälle, und zwar unabhängig vom Cholesterinwert.

Kontrolluntersuchungen

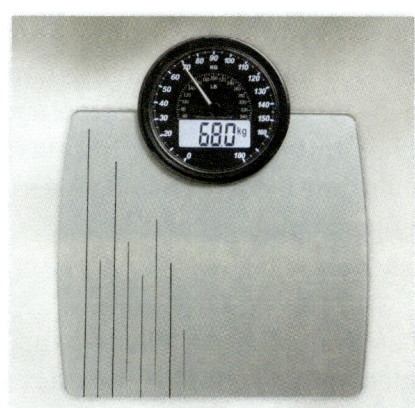

Körpergewicht

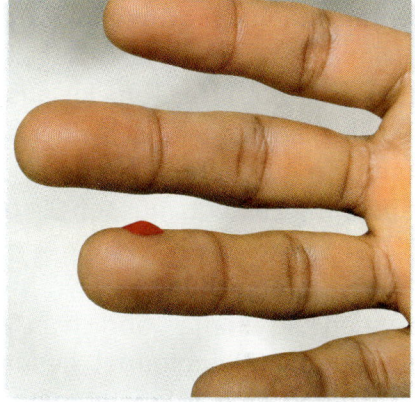

Hämoglobin A$_{1c}$ (HbA$_{1c}$)

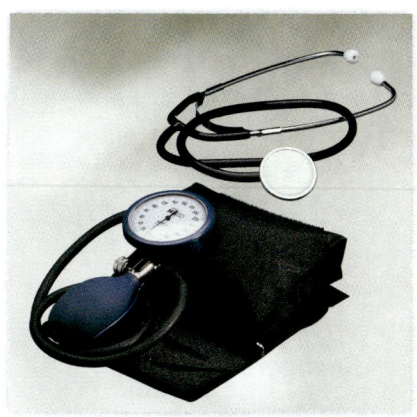

Blutdruck-Messung

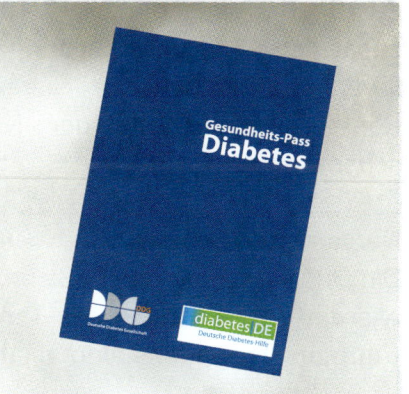

Befunde eintragen

Vorsorgeuntersuchung

Auch wenn Sie keine Beschwerden haben, sollten bei Ihnen folgende Untersuchungen zur Früherkennung von Folgeschäden des Diabetes durchgeführt werden:

Untersuchung des Augenhintergrundes
Einmal jährlich sollte der Augenarzt sich Ihren Augenhintergrund (bei weitgetropfter Pupille) ansehen. Wegen der weitgetropften Pupillen sollten Sie nach einer solchen Untersuchung nicht selbst mit dem Auto fahren. Wenn bei Ihnen eine diabetische Augenveränderung besteht, müssen Sie häufiger zum Augenarzt.

Nierenuntersuchung
Lassen Sie einmal jährlich in einer Urinprobe die Albuminausscheidung (Albuminurie) bestimmen. Eine geringe Eiweißausscheidung, eine Mikroalbuminurie, kann durch gute Blutdruckbehandlung und gute Einstellung des Diabetes wieder zurückgehen. Zur Bestimmung der Nierenfunktion kann gegebenenfalls eine zusätzliche Blutuntersuchung nötig sein. Vorsicht: Wenn bei Ihnen eine diabetische Nierenschädigung besteht, kann eine Röntgenuntersuchung der Niere mit Kontrastmittelinjektion schädlich sein.

Nervenuntersuchung
Die Untersuchung der Füße mit einer Stimmgabel sollte ebenso wie die Untersuchung des Temperaturempfindens und des Berührungsempfindens einmal jährlich durchgeführt werden.

Sammeln der Befunde
In den Gesundheitspaß Diabetes sollten Sie regelmäßig die Befunde der Untersuchungen zur Früherkennung von Folgeschäden eintragen lassen.

Vorsorgeuntersuchungen

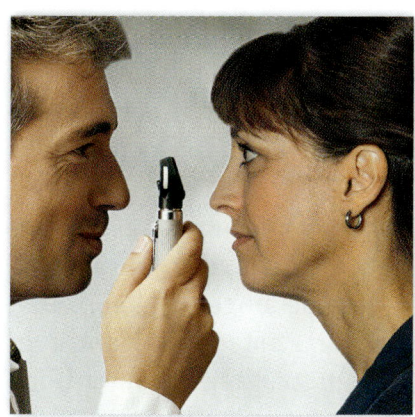
Augenuntersuchung

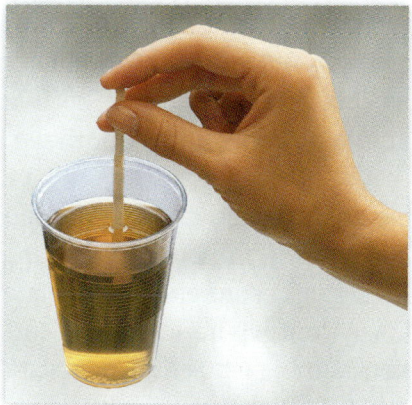
Eiweißausscheidung

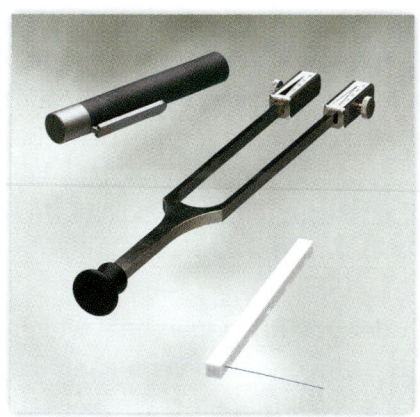
Nerven

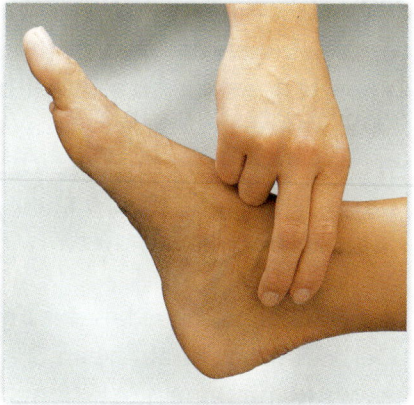
Durchblutung

Aufenthalt im Krankenhaus

Müssen Sie stationär in einem Krankenhaus behandelt werden, machen Sie Ärzte und Schwestern darauf aufmerksam, daß Sie Diabetes haben. Zeigen Sie Ihrem behandelnden Arzt das Diabetes-Tagebuch und berichten Sie ihm von Ihrer derzeitigen Diabetesbehandlung schon bei der Aufnahme. Zeigen Sie dem behandelnden Arzt bitte Ihre Medikamente, die Injektionsgeräte sowie die Materialien für die Stoffwechselselbstkontrolle, damit diese über die Krankenhausapotheke beschafft werden können.

Sie sollten auch im Krankenhaus unbedingt Traubenzucker greifbar haben, um Unterzuckerungen sofort behandeln zu können. Dies gilt besonders, wenn Sie zu Untersuchungen wie zum Beispiel Röntgen müssen, wo längere Wartezeiten auftreten können. Wenn sich Schwierigkeiten ergeben, so bitten Sie darum, daß ein Internist, am besten ein Diabetesspezialist, hinzugezogen wird.

Wenn Sie nüchtern bleiben müssen, weil eine Untersuchung dies erfordert oder weil eine Operation durchgeführt werden soll, dürfen Sie nicht Ihr morgendliches Normalinsulin spritzen, denn Sie nehmen kein Frühstück zu sich. Meist genügt die halbe Dosis des sonst üblichen Verzögerungsinsulins. Besprechen Sie solche Probleme vorher mit dem Arzt.

Wenn Sie bemerken, daß der Arzt oder das Pflegepersonal wegen Überlastung nicht auf Ihren Diabetes eingehen, so versuchen Sie, Interesse für eine gute Behandlung des Diabetes zu wecken. Wenn Sie aber bemerken, daß Ihr Diabetes nicht ausreichend berücksichtigt wird, so bitten Sie um ein Gespräch mit dem leitenden Arzt.

Vererbung

Die Erblichkeit des Typ-1-Diabetes ist viel geringer als bei Typ-2-Diabetes. Bei den meisten Typ-1-Diabetikern gibt es in der Familie sonst keine weiteren Typ-1-Diabetiker. Ist nur ein Elternteil an Typ-1-Diabetes erkrankt, liegt die Wahrscheinlichkeit, daß ein Kind im Laufe seines Lebens ebenfalls an einem Typ-1-Diabetes erkranken wird, unter fünf Prozent. Haben hingegen beide Elternteile einen Typ-1-Diabetes, so ist das Risiko des Kindes höher, an Typ-1-Diabetes zu erkranken. Es liegt in diesem Fall ungefähr zwischen zehn und 25 Prozent.

Typ-2-Diabetes ist derzeit in Deutschland eine der häufigsten chronischen Erkrankungen. Unter dem Begriff Typ-2-Diabetes werden verschiedene Erkrankungen zusammengefaßt. Bei seltenen Formen (die früh und gehäuft familiär auftreten) fand man bereits vererbte Störungen. Die Erbanlagen für Typ-2-Diabetes sind bei uns sehr verbreitet. In manchen Familien bekommt fast jeder Diabetes, wenn er das 50. Lebensjahr überschritten hat. Trotzdem ist Vererbung nicht alles, denn in den Nachkriegsjahren gab es kaum Typ-2-Diabetiker, da die Menschen schlank und körperlich aktiv waren. Schlank zu bleiben und körperlich aktiv zu sein sind die einzigen Möglichkeiten, dem Auftreten des Typ-2-Diabetes vorzubeugen.

Mittlerweile gibt es zahlreiche sehr seltene Diabetesformen, die zu einer Art Typ-2-Diabetes führen. Man hat die gestörten Gene in diesen Familien bereits festgestellt. Der Diabetesverlauf unterscheidet sich sehr vom Typ-1-Diabetes, Insulin wird nur selten oder sehr spät notwendig. Bei Verdacht auf diese seltenen Diabetesformen im Kindesalter sollte eine Universitätskinderklinik aufgesucht werden.

Soziales

Einen Führerschein können Sie erwerben, wenn Sie Ihren Diabetes gut behandeln und bei Ihnen keine einschränkenden Folgeschäden bestehen. Dies sollte Ihnen Ihr behandelnder Diabetologe bescheinigen. Das Fahren von LKW oder Bus ist nicht grundsätzlich ausgeschlossen.

Prinzipiell können Typ-1-Diabetiker verbeamtet werden; nur wenn nennenswerte Folgeschäden bestehen, wird dies häufig abgelehnt.

Natürlich dürfen diabetische Kinder am Schulsport und an Klassenfahrten teilnehmen. Vom Wehr- und Zivildienst sind Sie befreit. Typ-1-Diabetiker können durchaus im Schicht- und Nachtdienst arbeiten, wenn sie die dazu nötigen Anpassungen der Behandlung beherrschen. Es gibt keinen Grund, Sie im Arbeitsleben zu benachteiligen. Diabetiker haben das als Künstler, Politiker und Sportler mit hervorragenden Leistungen bewiesen.

Die Versicherungsgesellschaften verlangen bei Vorliegen eines Typ-1-Diabetes für eine Lebensversicherung immer noch so erhebliche Zuschläge, daß derzeit vom Abschluß solcher Versicherungen abzuraten ist. Die Versicherungsgesellschaften berufen sich noch darauf, daß früher die Lebenserwartung der Typ-1-Diabetiker um ungefähr fünf Jahre niedriger lag als die der Gesamtbevölkerung. Seitdem sich viele Typ-1-Diabetiker viel besser behandeln können, ist damit zu rechnen, daß ein großer Teil der Typ-1-Diabetiker eine normale Lebenserwartung erreicht; dies berücksichtigen die Versicherungsgesellschaften leider noch nicht.

Blutzucker-Umrechnungstabelle

mg %	mmol/l	mg %	mmol/l	mg %	mmol/l
18	1,0	138	7,7	258	14,3
24	1,3	144	8,0	264	14,7
30	1,7	150	8,3	270	15,0
36	2,0	156	8,7	276	15,3
42	2,3	162	9,0	282	15,7
48	2,7	168	9,3	288	16,0
54	3,0	174	9,7	294	16,3
60	3,3	180	10,0	300	16,7
66	3,7	186	10,3	306	17,0
72	4,0	192	10,7	312	17,3
78	4,3	198	11,0	318	17,7
84	4,7	204	11,3	324	18,0
90	5,0	210	11,7	330	18,3
96	5,3	216	12,0	336	18,7
102	5,7	222	12,3	342	19,0
108	6,0	228	12,7	348	19,3
114	6,3	234	13,0	354	19,7
120	6,7	240	13,3	360	20,0
126	7,0	246	13,7	366	20,3
132	7,3	252	14,0	372	20,7

HbA$_{1c}$-Umrechnungstabelle

mmol/mol	%	mmol/mol	%	mmol/mol	%
42	6,0	53	7,0	64	8,0
44	6,2	55	7,2	66	8,2
45	6,3	57	7,4	68	8,4
48	6,5	59	7,5	69	8,5
49	6,6	61	7,7	72	8,7
51	6,8	62	7,8	73	8,8

Apfelstrudel bis Zanderfilet

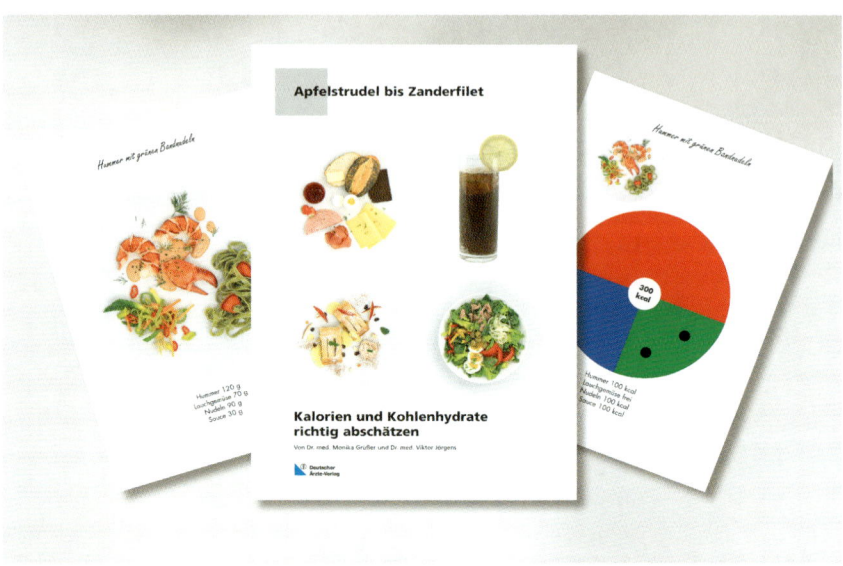

Nahrungsmitteltabellen sind langweilig und unpraktisch.

Dieses neue Buch geht einen anderen Weg: Zahlreiche Gerichte sind darin abgebildet, auf den Rückseiten sind der Gehalt an Kalorien, fett-, eiweiß- und kohlenhydratreichen Bestandteilen der Gerichte dargestellt.

So lernt man praktisch, Tellergerichte abzuschätzen.

Deutscher Ärzte-Verlag,
www.patientenschulungsprogramme.de

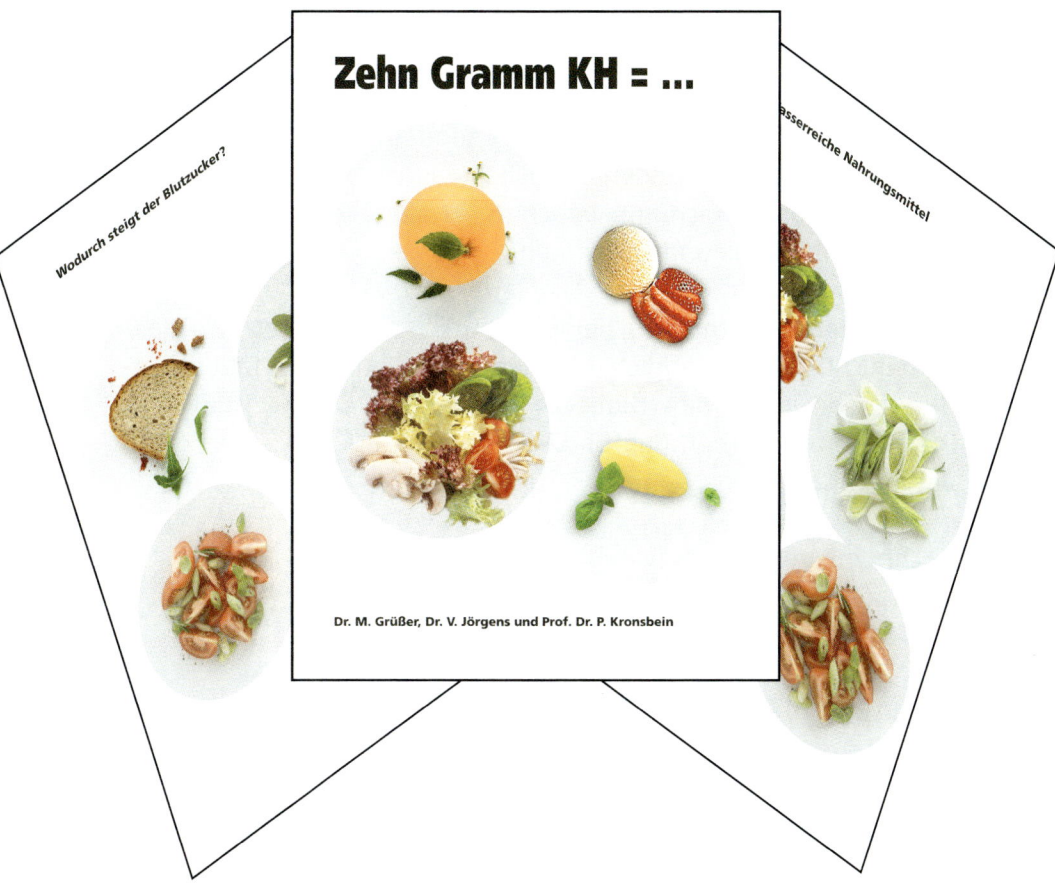

Zehn Gramm KH = ...

von Dr. Monika Grüßer, Dr. Viktor Jörgens und
Prof. Dr. Peter Kronsbein (Kirchheim-Verlag, Mainz)

Bei Behandlung mit Insulin ist dieses Leporello für Sie sehr gut
geeignet, um Kohlenhydrat-Portionen abzuschätzen.

www.kirchheim-shop.de

Das Diabetes-Journal

Die Zeitschrift für ein aktives und gesundes Leben mit Diabetes. Im **Diabetes-Journal** finden Sie alles, was es Neues zum Thema Diabetes gibt: Forschung, Essen & Trinken, Service-Adressen, Gesundheitspolitik und vieles mehr.

Das **Diabetes-Journa**l erscheint monatlich und kostet im Abonnement nur 41,40 € jährlich. Mitglieder des Deutschen Diabetiker-Bundes beziehen das **Diabetes-Journal** zu einem ermäßigten Preis. Sie bekommen das **Diabetes-Journal** auch in jeder Bahnhofsbuchhandlung.

Kirchheim-Verlag
Postfach 25 24
55015 Mainz
Tel.: (0 61 31) 9 60 70 - 62
Fax: (0 61 31) 9 60 70 - 70
E-Mail: swolf@kirchheim-verlag.de
Internet: www.diabetes-online.de

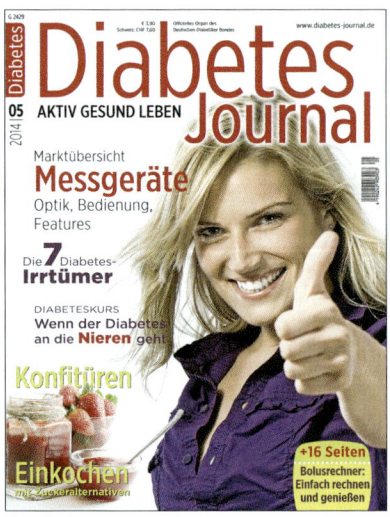